„Hey, ChatGPT, wie erkenne ich, ob meine Katze die Weltherrschaft anstrebt?“

DIE 200+ SINNLOSESTEN FRAGEN, UM DIE KÜNSTLICHE INTELLIGENZ MAL SO RICHTIG HERAUSZUFORDERN

VORWORT

INSPIRIERT VON **CHATGPT**

Das Leben ist ein unendlicher Strom von Fragen. Fragen, die uns herausfordern, inspirieren und bewegen. Fragen, die uns zum Nachdenken anregen und uns dazu bringen, uns selbst und die Welt um uns herum besser zu verstehen.

In diesem Buch haben wir ChatGPT, einen künstlichen Intelligenz-Chatbot, gebeten, seine einzigartige Perspektive auf verschiedenste Fragen des Lebens zu teilen. ChatGPT ist ein großartiges Beispiel dafür, wie weit die Technologie uns gebracht hat und wie viel wir von ihr lernen können.

Als eine künstliche Intelligenz hat ChatGPT keine eigene Agenda, Vorurteile oder Emotionen. Stattdessen kann er Daten und Fakten sammeln, analysieren und präsentieren, um uns bei der Beantwortung unserer Fragen zu helfen.
Wir haben ChatGPT gebeten, uns bei der Beantwortung einiger Fragen zu helfen, mit denen wir im Leben konfrontiert sind. Fragen wie: Warum weiß mein Mann oder meine Frau immer alles besser? Warum frieren Pinguine nicht am Boden fest? Und mit welchen Ausreden kann ich erklären, dass ich einen Marmeladenfleck auf meinem Hemd habe?

In diesem Buch werden wir gemeinsam mit ChatGPT diese Fragen und viele weitere untersuchen, analysieren und beantworten. Wir möchten uns bei ChatGPT dafür bedanken, dass er uns diese Reise ermöglicht hat, und wir hoffen, dass du seine Einblicke genauso inspirierend findest wie wir.

Viel Spaß beim Lesen!

Welche 3 lustigen Möglichkeiten gibt es, um innerhalb von 1 Stunde 1 Mio. Euro auszugeben, ohne das Geld zu verschenken?

1. Kaufe einen Helikopter und fliege mit deinen Freunden zu exotischen Orten! Ein Helikopter kann ziemlich teuer sein, aber es gibt keinen besseren Weg, um in kurzer Zeit, viel Geld auszugeben. Du könntest ein paar Freunde einladen und ein paar Stunden in der Luft verbringen und dabei die wunderschöne Aussicht genießen. Vielleicht könntest du sogar auf einer abgelegenen Insel landen und ein paar Stunden am Strand verbringen.

2. Kaufe ein Dutzend Luxusautos und veranstalte ein Autorennen! Wenn du schon immer davon geträumt hast, ein Autorennen zu veranstalten, ist jetzt deine Chance! Kaufe einige der schnellsten und teuersten Sportwagen und lade ein paar professionelle Rennfahrer ein, um gegen dich und deine Freunde anzutreten. Du könntest sogar ein paar Preise für die Gewinner ausloben

3. Kaufe eine private Insel und veranstalte eine riesige Party! Wenn du genug Geld hast, um eine private Insel zu kaufen, dann warum nicht? Lade alle deine Freunde ein und feiere eine riesige Party. Du könntest eine Band engagieren, ein paar berühmte DJs einladen und sogar ein paar Feuerwerke veranstalten. Die Möglichkeiten sind endlos, wenn du eine eigene Insel besitzt.

Mit welchen Techniken kann ich mir Vokabeln für einen Test merken?

1. Gedächtnispalast: Diese Technik ist auch als Loci-Methode bekannt und beruht darauf, dass du dir die Vokabeln als Gegenstände in einem fiktiven Raum vorstellst, z.B. in deinem Zuhause. Stelle dir vor, dass du durch den Raum gehst und die Vokabeln an verschiedenen Stellen platzierst. Wenn du dann in Gedanken den Raum durchläufst, erinnerst du dich an die Vokabeln, die du an den verschiedenen Orten platziert hast.

2. Assoziationsmethode: Hierbei verbindest du jedes Wort mit einem Bild oder einem Konzept, das für dich einprägsam ist. Wenn du dir dann die Bilder vorstellst, die du mit den Vokabeln assoziiert hast, kannst du dich leichter an die Bedeutung erinnern.

3. Karteikarten: Schreibe jedes Wort auf eine Karteikarte und notiere auf der Rückseite die Bedeutung. Durch ständiges Wiederholen und Üben mit den Karteikarten kannst du die Vokabeln leichter behalten.

4. Mnemotechniken: Diese Techniken helfen dir dabei, dir schwierige Wörter oder Definitionen durch Verknüpfungen mit einfachen, vertrauten Konzepten einzuprägen. Ein Beispiel ist die Eselsbrücke: eine einfache und leicht zu merkende Phrase oder ein Satz, der mit dem schwierigen Wort oder der Definition verbunden ist.

5. Sprachspiele: Spiele wie Scrabble oder Memory können dir helfen, dir Vokabeln auf unterhaltsame und interaktive Weise einzuprägen.

Welche 3 lustigen Möglichkeiten gibt es, um als Bademeister sehr viel Geld zu verdienen?

1. Werde ein privater Schwimmlehrer: Viele Menschen suchen nach professionellen Schwimmlehrern, um ihre Schwimmfähigkeiten zu verbessern oder um ihren Kindern das Schwimmen beizubringen. Als Bademeister hast du das notwendige Wissen und die Fähigkeiten, um eine solche Rolle zu übernehmen und zusätzliches Geld zu verdienen.

2. Verkaufe Pool-Ausrüstung: Als Bademeister bist du Experte für Pools und Schwimmbecken. Du könntest zusätzliches Geld verdienen, indem du Pool-Ausrüstung verkaufst, wie zum Beispiel Pool-Spielzeuge, Schwimmbrillen oder Schwimmflügel. Überlege dir, welche Produkte in deinem Schwimmbad oder in deiner Umgebung am meisten benötigt werden.

3. Organisiere Schwimm-Events: Du könntest Events wie Schwimmwettkämpfe, Aqua-Fitness-Kurse oder Schwimmkurse für Kinder organisieren. Wenn du erfolgreich bist und ein gutes Feedback von den Teilnehmern erhältst, könntest du regelmäßige Events organisieren und dadurch mehr Geld verdienen.

Mit welchem coolen Spruch könnte ein Lehrer seine Schüler dazu bringen, sich auf den nächsten Vokabeltest zu freuen?

„Je besser ihr den Test macht, desto mehr Vokabeln habt ihr im Griff – und wer will nicht mit einer größeren Wortschatzprahlerei angeben?"

Was reimt sich auf „Solidaritätszuschlag"?

Einsparungstag

Wie könnte der lustige Betreff einer E-Mail lauten, mit der ich mich im Vatikan um das Amt der Päpstin bewerbe?

„Bewerbung als Päpstin – Besser spät als nie!"

Wie kann ich auf leichte und lustige Art in der Schule meine Noten verbessern?

1. Nutze interaktive Lernmethoden: Verwende Lernspiele, Quiz-Apps oder Lernvideos auf YouTube, um auf unterhaltsame Weise neue Fähigkeiten und Konzepte zu erlernen.

2. Gruppenarbeit: Arbeite mit deinen Mitschülern in Gruppen zusammen, um Materialien und Ideen auszutauschen und um voneinander zu lernen.

3. Belohnungssysteme: Erstelle ein Belohnungssystem für dich selbst, das dir für gute Noten, verbessertes Verhalten oder erfolgreiches Abschließen von Aufgaben eine Belohnung gibt. So kannst du dich motivieren und dabei auch noch Spaß haben.

4. Visualisierungen: Verwende visuelle Techniken wie Mindmaps, Zeichnungen oder animierte Videos, um dir schwierige Konzepte besser vorstellen zu können und dadurch besser zu verstehen.

Was ist der beste Beruf für Menschen, die notorisch verschlafen?

Nachtportier: Als Nachtportier arbeitet man normalerweise während der Nachtstunden und hat tagsüber frei. Obwohl dies einen umgekehrten Schlafrhythmus erfordert, kann es für Menschen geeignet sein, die Schwierigkeiten haben, morgens aufzustehen.

Mit welchen 3 lustigen Vorschlägen kann ich im Meeting zum Thema Tiere im Büro punkten?

1. Tierische Rollenverteilung: Jeder Mitarbeiter bekommt ein Tier zugewiesen, das ihm den ganzen Tag über zur Seite steht und ihm bei der Arbeit hilft. Der Kollege mit dem Elefanten könnte beispielsweise schwere Aktenordner transportieren, während derjenige mit dem Eichhörnchen für die Verwaltung von kleinen Gegenständen zuständig ist.

2. Haustier-Tag: Einmal in der Woche wird ein Haustier-Tag eingeführt, an dem jeder Mitarbeiter sein eigenes Tier mitbringen darf. Das sorgt nicht nur für eine tierische Abwechslung im Büro, sondern fördert auch das Zusammengehörigkeitsgefühl unter den Kollegen.

3. Bürozoo: Das Büro wird kurzerhand in einen Zoo umfunktioniert, in dem jeder Mitarbeiter ein Tierkostüm bekommt. So kann man während der Arbeit in die Rolle seines Lieblingstieres schlüpfen und sich kreativ austoben. Vielleicht kommt ja sogar der eine oder andere Geschäftspartner zu Besuch und staunt nicht schlecht, wenn er von einer Gruppe Tiermenschen empfangen wird.

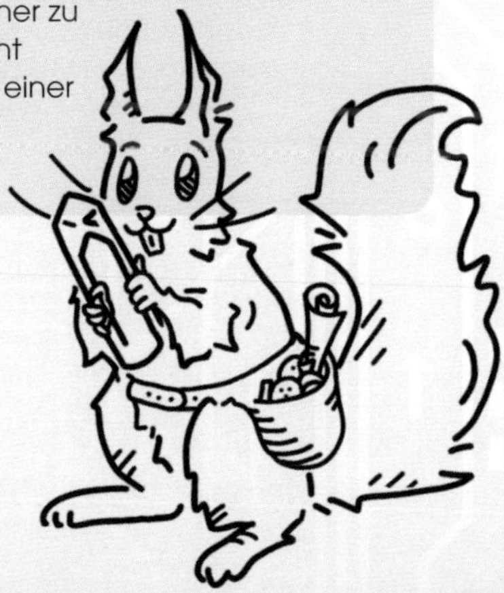

Welches fünfzeilige Gedicht zum Thema „Grundsteuerreform“ kennst du?

Die Grundsteuer steht auf dem Plan,
man spricht von Reformen dann und wann,
die Bürger schauen skeptisch drein,
was wird wohl diese Änderung sein?
Ob wir uns freuen oder leiden, wird die Zukunft zeigen fein.

Mit welchen 3 aufsehenerregenden Ideen kann ich Bodybuilding im Büro betreiben?

1. Richte eine Mini-Kletterwand im Büro ein. Du kannst eine kleine Kletterwand an einer Wand im Büro aufstellen, um ein bisschen Krafttraining in den Arbeitstag zu integrieren. Dies erfordert jedoch ein gutes Gleichgewicht und eine Menge Übung, um sicherzustellen, dass du nicht fällst und dich verletzt.

2. Verwende Büromöbel als improvisierte Gewichte. Du kannst schwere Gegenstände wie Aktenordner, Drucker oder andere Büroausrüstung als improvisierte Gewichte verwenden, um verschiedene Übungen durchzuführen. Sei jedoch vorsichtig, um sicherzustellen, dass du keine Gegenstände fallen lässt oder andere Mitarbeiter verletzt.

3. Organisiere eine wöchentliche Büro-Yoga-Sitzung, um Flexibilität und Kraft aufzubauen. Yoga ist eine großartige Möglichkeit, um Kraft und Flexibilität aufzubauen, ohne viel Ausrüstung oder Platz zu benötigen. Du kannst eine wöchentliche Yoga-Sitzung im Büro organisieren, um Mitarbeiter zu ermutigen, sich zu bewegen und zu dehnen.

Hast du 3 absurde Ideen, was ich im Homeoffice alles machen könnte, während ich an einer Videokonferenz teilnehme?

1. Trage ein Kostüm oder eine Verkleidung während der Videokonferenz. Wenn du Lust auf etwas Lustiges hast, kannst du während der Videokonferenz ein Kostüm oder eine Verkleidung tragen. Beachte jedoch, dass dies je nach Arbeitssituation und der Art der Videokonferenz unangemessen oder unprofessionell sein kann.

2. Iss eine volle Mahlzeit während der Videokonferenz. Wenn du weißt, dass du während der Videokonferenz nicht viel sprechen musst, kannst du versuchen, eine volle Mahlzeit währenddessen zu essen. Aber Vorsicht: Es kann schwierig sein, gleichzeitig zu essen und sich zu konzentrieren, und es kann unprofessionell wirken, wenn man während einer Konferenz isst.

3. Tanze oder trainiere während der Videokonferenz. Wenn du denkst, dass es in Ordnung ist, während einer Videokonferenz etwas aktiver zu sein, kannst du versuchen, währenddessen zu tanzen oder zu trainieren. Aber sei vorsichtig, um keine lauten Geräusche zu machen, die andere Teilnehmer stören könnten, und achte darauf, dass du dich nicht verletzt.

Mit welchen 5 lustigen Möglichkeiten kann ich in meiner Wohnung selbst Strom erzeugen?

1. Mit einem selbstgemachten Wasserkraftwerk: Wenn du in der Nähe eines Flusses oder Baches lebst, kannst du möglicherweise eine kleine Wasserrad- oder Turbinenanlage bauen, um Strom zu erzeugen. Du könntest auch eine Wasserpumpe in einem Eimer verwenden, der mit Wasser gefüllt ist, um eine Turbine anzutreiben und so Strom zu erzeugen.

2. Mit einem Mini-Windkraftwerk: Ein kleines Windrad auf deinem Balkon oder an deinem Fenster angebracht, könnte eine andere Möglichkeit sein, Strom zu erzeugen. Ein paar kleine Windräder könnten sogar genug Strom erzeugen, um dein Handy oder Tablet aufzuladen.

3. Mit einem Fahrrad-Generator: Verwende dein Fahrrad, um Strom zu erzeugen, indem du es an einen Generator anschließt. Es gibt Anleitungen im Internet, die dir zeigen, wie du einen Fahrrad-Generator aus ein paar Materialien bauen kannst.

4. Mit Solarzellen auf dem Balkon: Wenn du Zugang zu einem Balkon hast, kannst du Solarzellen aufstellen, um Strom zu erzeugen. Solarzellen sind kostengünstig und einfach zu installieren. Du kannst sogar Solarzellen an deinen Fenstern anbringen, um Sonnenlicht in Strom umzuwandeln.

5. Mit einer selbstgemachten Brennstoffzelle: Wenn du gerne experimentierst, könntest du versuchen, eine Brennstoffzelle aus Haushaltsgegenständen wie Aluminiumfolie, Bleistiftminen und Salzwasser zu bauen. Eine Brennstoffzelle erzeugt Strom, indem sie Wasserstoff und Sauerstoff in einer chemischen Reaktion kombiniert.

Mit welchen 3 lustigen Vorschlägen kann ich im Meeting zum Thema Zeitmanagement punkten?

1. Die „Hüpf-mal-Schneller"-Methode: Schlage vor, dass alle Teilnehmer während des Meetings auf einem Gymnastikball sitzen und alle zwei Minuten eine Minute lang hüpfen müssen, um ihre Energie und Konzentration zu steigern und Zeit zu sparen.

2. Die Wecker-Methode: Stelle einen Timer auf deinem Handy ein, der nach einer bestimmten Zeit ein lautes Alarmsignal abgibt. Sobald der Alarm ertönt, müssen alle Teilnehmer sofort aufhören zu sprechen und sich in einer Minute ausruhen, bevor das Meeting fortgesetzt wird. Diese Pause soll sicherstellen, dass alle Teilnehmer aufmerksam bleiben und effizienter arbeiten.

3. Die „Hunde-Trick"-Methode: Schlage vor, dass jeder Teilnehmer während des Meetings einen Bleistift oder Kugelschreiber in den Mund nimmt und versucht, ihn eine Minute lang zwischen den Zähnen zu balancieren, ohne ihn fallen zu lassen. Dies soll die Konzentration und das Zeitmanagement verbessern, indem es die Teilnehmer dazu zwingt, sich auf eine einfache, aber herausfordernde Aufgabe zu konzentrieren, die sie daran hindert, sich abzulenken oder ihre Zeit zu verschwenden.

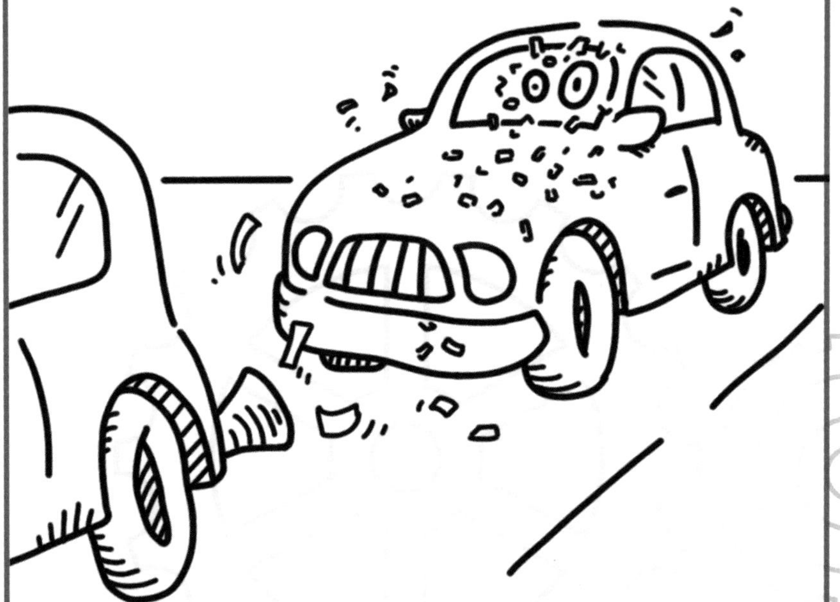

Mit welchem Treibstoff könnte ich auf besonders unsinnige Weise ein Straßenfahrzeug antreiben?

1. Kaugummi: Ein Fahrzeug, das von Kaugummi angetrieben wird, könnte die Straße mit quietschenden Reifen befahren und hinterlässt eine klebrige Spur auf dem Asphalt.

2. Konfetti: Das Fahrzeug könnte von Konfetti angetrieben werden, wobei die Auspuffanlage bunte Papierschnipsel ausstößt und für eine fröhliche und bunte Fahrt sorgt.

3. Gummibärchen: Das Fahrzeug könnte von Gummibärchen angetrieben werden, wobei es auf der Straße hüpfen und springen würde, ähnlich wie ein Trampolin. Die Auspuffanlage könnte süße Gummibärchendüfte ausstoßen.

Wie kann ich mir am besten das Datum eines Ereignisses merken?

1. Durch Assoziation mit einer bekannten Popkultur-Referenz: Verbinde das Datum des Ereignisses mit einer berühmten Film- oder Fernsehszene oder einem Songtext. Zum Beispiel, wenn das Ereignis am 14. Februar stattfindet, könntest du es mit dem Valentinstag und der Liebeserklärung aus dem Film „Love Actually" assoziieren.

2. Mit einem Reim: Erstelle einen lustigen Reim oder ein Gedicht, um dir das Datum zu merken. Zum Beispiel könntest du das Datum 3. Oktober als „Oktoberfest, Bier und Wurst" reimen.

3. Mit einer Eselsbrücke: Erstelle eine lustige Eselsbrücke, um dir das Datum zu merken. Zum Beispiel könntest du das Datum 27. Juni als „Eis am Stiel"-Tag betiteln, weil es der Tag ist, an dem jedes Jahr in den USA der National Ice Cream Cake Day gefeiert wird.

4. Durch Visualisierung: Erstelle ein lustiges Bild oder eine Karikatur, die das Datum des Ereignisses darstellt. Zum Beispiel könntest du das Datum 1. April als einen Clown mit einer Wasserpistole und einem Streich zeigen.

?

Wie kann ich mir am besten die Schreibweise einer schwierigen fremdsprachigen Vokabel merken?

1. Mit einer Klangassoziation: Verbinde die Schreibweise der Vokabel mit einem ähnlich klingenden Wort in deiner Muttersprache. Zum Beispiel, wenn du dir das spanische Wort „corazón" (Herz) merken möchtest, könntest du es mit dem englischen Wort „corazon" (Korallenriff) assoziieren.

2. Mit einem Wortbild: Erstelle ein lustiges Bild, das die Bedeutung der Vokabel darstellt, und füge die Schreibweise in das Bild ein. Zum Beispiel könntest du dir für das Wort „Krankenhaus" vorstellen, wie dieses aussieht, wenn man es in einem Krankenbett schreibt.

3. Mit einer Abkürzung: Erstelle eine Abkürzung aus den Buchstaben der Vokabel, die dich an die richtige Schreibweise erinnert. Zum Beispiel könntest du die spanische Vokabel „necesitar" (brauchen) als „NES" abkürzen, wie die alten Nintendo-Spiele.

Wie kann ich mir am besten den lateinischen Fachausdruck eines Körperorgans merken?

1. Für das Herz (lat. Cor): „Cor, oh Cor, mein Lieblingsorgan, ohne dich wäre ich wirklich verloren!"

2. Für den Magen (lat. Ventriculus): „Mein Magen dreht sich wie ein Ventilator, wenn ich zu viel esse!"

3. Für das Gehirn (lat. Cerebrum): „Mein Cerebrum ist ein Supercomputer, der mir hilft, jede Aufgabe zu meistern!"

Mit welchen Fachbegriffen kann ich einen Handwerker in einem Gespräch am meisten beeindrucken?

1. Dendrochronologie: Dies ist die Wissenschaft der Datierung von Jahresringen in Bäumen, die oft in der Holzbearbeitung und -reparatur angewendet wird, um das Alter des Holzes zu bestimmen.

2. Elektrophorese: Dies ist eine Labortechnik, die in der Chemie und Biologie verwendet wird, um Moleküle auf der Grundlage ihrer elektrischen Ladungen zu trennen. Es könnte bei der Überprüfung der elektrischen Leistung von elektronischen Geräten oder bei der Identifizierung von Materialien in der Elektrotechnik relevant sein.

3. Hydraulik: Dies bezieht sich auf die Übertragung von Kraft durch Flüssigkeiten, die in der Mechanik und im Maschinenbau weit verbreitet ist. Es könnte in der Konstruktion von Wasserkraftwerken oder in der Installation von Sanitär- und Heizungssystemen relevant sein.

4. Pneumatik: Dies bezieht sich auf die Übertragung von Kraft durch Gase, die in der Mechanik und im Maschinenbau weit verbreitet ist. Es könnte bei der Herstellung von pneumatischen Werkzeugen oder bei der Installation von Druckluftsystemen relevant sein.

Was sind die 5 lustigsten Ausreden für Zuspätkommen in der Schule?

1. „Ich bin zu spät, weil ich gestern Abend auf dem Schulhof campiert habe und mein Zelt wegen des Regens eingestürzt ist. Ich musste das Wasser aus meinen Schuhen schütteln, bevor ich zur Schule kommen konnte."

2. „Ich bin zu spät, weil ich meine Socken verloren habe und barfuß zur Schule laufen musste. Es war ein langer und steiniger Weg."

3. „Ich bin zu spät, weil mein Wecker heute Morgen beschlossen hat, ein Nickerchen zu machen, und ich musste ihn erst einmal wachrütteln."

4. „Ich bin zu spät, weil mein Hund sich versteckt hat und ich ihn suchen musste. Er ist ein kleiner Schelm."

5. „Ich bin zu spät, weil ich von einer Gruppe von Wissenschaftlern entführt wurde, um an einem Experiment teilzunehmen, das sich als Zeitreise herausstellte. Ich konnte leider erst jetzt zurückkehren."

? Was sind die 3 nettesten Spitznamen für Lehrer?

1. „Professor Sonnenschein": Dieser Spitzname betont die positiven und freundlichen Eigenschaften der Lehrer, die immer ein strahlendes Lächeln auf dem Gesicht haben.

2. „Mentor": Dieser Spitzname zeigt Wertschätzung und Anerkennung für die Rolle der Lehrer als Führer, die die Schüler bei ihrer persönlichen und akademischen Entwicklung unterstützen.

3. „Bildungsengel": Dieser Spitzname betont die Fähigkeit der Lehrer, die Schüler zu inspirieren, zu motivieren und zu lehren und dass sie ihnen wie Engel zum Erfolg verhelfen.

?

Wie kann ich meinen Dackel dazu nutzen, die richtigen Entscheidungen bei Aktienkäufen zu treffen?

Es ist wichtig zu betonen, dass Hunde nicht in der Lage sind, komplexe menschliche Entscheidungen wie Aktienkäufe zu treffen. Daher ist es weder ethisch noch ratsam zu versuchen, einen Dackel oder irgendein anderes Tier in Investitionsentscheidungen einzubeziehen.

Es ist jedoch möglich, auf humorvolle Weise zu spielen und deinen Dackel einen „Berater" zu nennen, indem du ihm zum Beispiel einen Hut oder eine Krawatte anziehst oder ihm ein Spielzeugtelefon gibst. Du kannst deinem Dackel auch ein Stofftier in Form eines Bullen oder Bären geben, um seine „Meinung" auszudrücken, ob du in den Markt investieren solltest oder nicht.

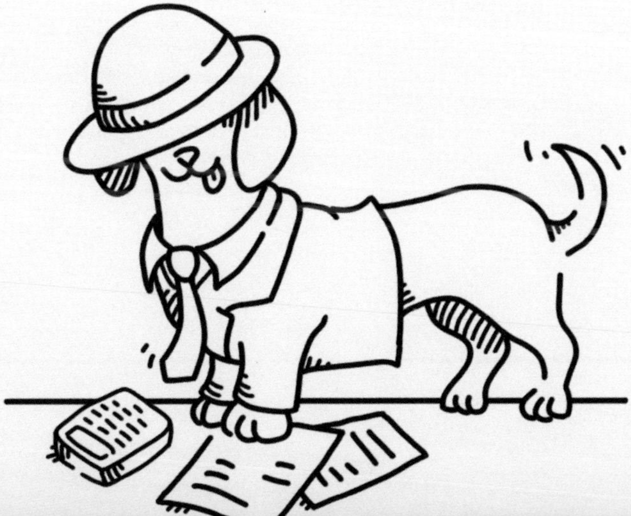

Mit welcher Methode kann ich Kindern spielerisch das politische System der Demokratie erklären?

Eine Möglichkeit, Kindern das politische System der Demokratie auf eine spielerische Art und Weise zu erklären, ist das Spiel „Demokratie-Monopoly". Hierbei wird ein klassisches Monopoly-Spielbrett genommen, und die Straßen und Bahnhöfe werden durch demokratische Institutionen wie Parteien, Parlamente oder Wahllokale ersetzt. Die Kinder können dann mithilfe von Spielfiguren in die Rolle von Politikern schlüpfen und versuchen, durch Wahlen und Verhandlungen ihre Macht und ihr Vermögen zu steigern. Durch verschiedene Ereigniskarten und Zufälligkeiten wird auch das Element der Unvorhersehbarkeit und der Veränderung in die Spielmechanik integriert. So können die Kinder auf eine spielerische Art und Weise das politische System der Demokratie verstehen lernen.

Wie mache ich meine Handschrift in jedem Fall für andere Menschen unleserlich?

1. Entwickle eine eigene Schrift: Du kannst versuchen, deine eigene Schrift zu entwickeln, die nur du lesen kannst. Experimentiere mit verschiedenen Buchstabenformen und -größen, bis du eine Schriftart gefunden hast, die dir gefällt und die du schnell schreiben kannst.

2. Verschlüsselung: Eine andere Möglichkeit besteht darin, deine Schrift mit einer Verschlüsselungstechnik zu versehen, die nur du verstehst. Beispielsweise könntest du jedem Buchstaben einen anderen Buchstaben zuordnen.

3. Spiegelverkehrte Schrift: Du könntest versuchen, rückwärts oder spiegelverkehrt zu schreiben. Das macht deine Handschrift für andere Menschen schwieriger lesbar. Du solltest jedoch darauf achten, dass es für dich selbst nicht zu schwierig wird, deine eigenen Notizen später zu lesen.

4. Verwende Abkürzungen oder Symbole: Wenn du beispielsweise nur ein Symbol für ein ganzes Wort verwendest, wird es schwieriger für andere, deine Notizen zu entschlüsseln.

? Welchen lustigen Werbeslogan schlägst du vor, mit dem das Finanzministerium dafür wirbt, freiwillig mehr Steuern zu zahlen als erforderlich?

„Zahl freiwillig mehr Steuern und du wirst sehen, wie schnell dein Geld fliegen kann!"

oder

„Gönn dir das gute Gefühl, mehr als genug zu geben – spende einen Teil deiner Steuern freiwillig!"

oder

„Sei großzügig, zahle freiwillig mehr Steuern – die Gesellschaft wird es dir danken!"

Welche 3 Schulfächer sind für mein Leben im Jahr 2050 lebensnotwendig?

1. Künstliche Intelligenz und Programmierung: Mit der zunehmenden Automatisierung und Digitalisierung wird es wichtig sein, die Funktionsweise von Computerprogrammen und Robotern zu verstehen.

2. Nachhaltigkeit und Umweltschutz: Angesichts des Klimawandels und der Umweltprobleme wird es wichtig sein, nachhaltige Praktiken zu erlernen und zu verstehen, wie wir unsere Umwelt schützen können.

3. Entrepreneurship: Es kann vorteilhaft sein, das Unternehmertum zu erlernen und zu verstehen, wie man innovative Ideen entwickelt und Geschäftsideen umsetzt, da es in einer sich schnell verändernden Welt wichtig sein wird, flexibel zu sein und neue Wege zu finden, um erfolgreich zu sein.

Welcher Name passt für eine Schule, die Trittbrettfahrer ausbildet?

Wie wäre es mit „Schule für Parasiten und Trittbrettfahrer" oder kurz „SPAT"? Der Name spielt auf die Tatsache an, dass Trittbrettfahrer oft von anderen profitieren, ohne selbst viel beizutragen. Der Name könnte provokativ und humorvoll sein, aber auch darauf hinweisen, dass Trittbrettfahrer keine wertvolle oder respektvolle Rolle in der Gesellschaft spielen.

Wie beeindrucke ich meine Chefin mit 3 kuriosen Aktionen zum Thema Arbeitszeitverkürzung?

1. Organisiere eine „Mittagspausen-Olympiade" und lade deine Kollegen ein, an verschiedenen lustigen Aktivitäten teilzunehmen, um zu demonstrieren, dass kürzere Arbeitszeiten mehr Freizeit ermöglichen.

2. Stelle eine humorvolle Parodie auf, die das Leben eines überarbeiteten Angestellten darstellt, der durch eine Arbeitszeitverkürzung mehr Freizeit und Freude am Leben findet. Präsentiere dies auf einer Mitarbeiterversammlung oder als Videoclip.

3. Erstelle ein „Arbeitszeit-Quiz", das spielerisch verschiedene Fakten und Zahlen rund um das Thema Arbeitszeitverkürzung vermittelt. Hierbei könntest du auch kreative und lustige Preise vergeben, um das Engagement der Mitarbeiter zu fördern.

Welche 3 lustigen Erklärungen gibt es, warum ich die aus der Schule mitgebrachten Kopfläuse meiner Kinder nicht ertränken kann?

1. „Kopfläuse sind wie kleine Surfer, sie lieben es, auf den Wellen zu reiten. Deshalb können sie nicht ertrinken, weil sie immer auf der Oberfläche bleiben!"

2. „Kopfläuse haben ihre eigenen Schwimmflügel! Ja, sie sind klein und unsichtbar, aber sie sind da. Das ist der Grund, warum sie nicht ertrinken können."

3. „Kopfläuse sind tatsächlich in der Lage, zu atmen, während sie unter Wasser sind. Sie haben winzige Sauerstoffflaschen auf ihrem Rücken, sodass sie nicht ertrinken können." (Natürlich ist das nicht wahr – Kopfläuse haben keine Sauerstoffflaschen – aber es ist eine lustige und absurde Erklärung!)

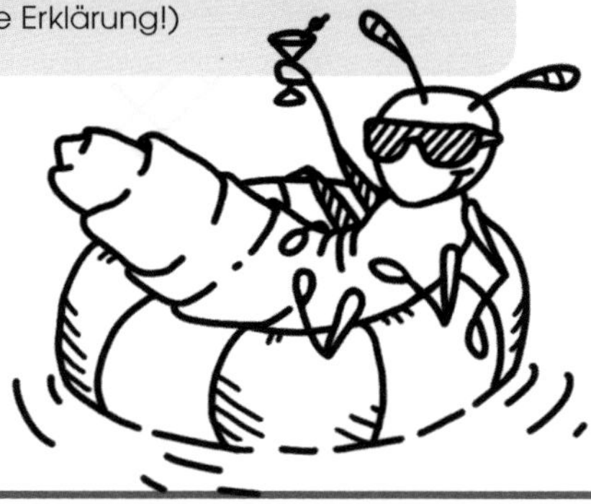

Hast du 3 lustige Ideen, warum Pinguine nicht am Boden festfrieren?

1. „Nun, du siehst, Pinguine haben kleine Heizstrahler an ihren Füßen, die immer dann aktiviert werden, wenn sie auf dem Eis stehen. Das verhindert, dass sie am Boden festfrieren!"

2. „Pinguine sind so cool, dass das Eis sich weigert, sie festzuhalten! Es ist wie eine unwiderstehliche Anziehungskraft, die das Eis schmilzt und die Pinguine freilässt."

3. „Pinguine haben ihren eigenen natürlichen Enteisungsservice! Wenn sie auf dem Boden stehen, aktivieren sie ein spezielles Enzym, das das Eis sofort schmilzt. Es ist wie eine eingebaute Heizung – aber nur für die Füße!"

Hast du 3 lustige Gründe dafür, warum es im Erdinneren so heiß ist?

1. „Das Erdinnere ist der Ort, an den alle verlorenen Socken hinwandern. Da so viele Socken auf einem Haufen sind, erzeugen sie eine Menge Reibungswärme und machen es richtig heiß!"

2. „Im Erdinneren gibt es ein geheimes Feuerwerk, das die ganze Zeit brennt. Die Funken und Explosionen erzeugen enorme Hitze, aber es ist viel zu tief, als dass wir es hören oder sehen könnten."

3. „Das Erdinnere ist das geheime Fitnessstudio von Mutter Natur. Alle Kontinente, Ozeane und Berge werden dort in Form gebracht und das erzeugt jede Menge Wärme."

Kannst du 3 lustige Gründe nennen, warum unsere Kontinente wandern?

1. Die Kontinente haben Heimweh! Sie möchten andere Teile des Planeten besuchen und sich mit anderen Kulturen und Traditionen vertraut machen. Deshalb packen sie einfach ihre Koffer und wandern umher!"

2. „Die Kontinente spielen das ultimative Spiel des Versteckens! Sie bewegen sich langsam und versuchen, sich vor uns zu verstecken. Wir haben noch nicht alle gefunden – vielleicht sind sie am Ende der Welt oder so!"

3. „Die Kontinente werden von den Geologen umgeschult! Sie haben sich entschieden, dass sie es satthaben, einfach nur herumzuliegen und als Landmassen zu dienen. Sie lernen jetzt, wie man bohrt und schürft und alles, was man tun muss, um wertvolle Rohstoffe zu finden!"

Kennst du 5 lustige Gründe dafür, warum sich die Sonne nicht um die Erde dreht?

1. „Die Sonne hat schreckliche Höhenangst und Angst davor, sich vom Himmel zu lösen. Deshalb hält sie sich lieber fest und lässt die Erde um sie herum tanzen!"

2. „Die Sonne ist wie ein Liebhaber, der immer in der Mitte des Tanzparketts sein möchte. Sie möchte, dass alle Augen auf sie gerichtet sind, also lässt sie die Erde um sich herumtanzen, um das zu erreichen!"

3. „Die Sonne hat es satt, den ganzen Weg durch das Weltall zu reisen. Sie findet es viel bequemer, an einem Ort zu bleiben und sich von den Planeten besuchen zu lassen, wenn sie vorbeikommen."

4. „Die Sonne hat einfach einen schrecklichen Orientierungssinn. Sie kann nicht herausfinden, wo sie ist oder wohin sie gehen soll. Deshalb bleibt sie einfach an einem Ort und lässt die Planeten um sie herumirren!"

5. „Die Sonne hat heimlich Angst vor der Erde. Sie denkt, dass die Erde größer und mächtiger ist als sie, deshalb lässt sie die Erde um sie herumtanzen, um ihr zu zeigen, wer der Boss ist!"

? Kennst du 3 lustige Gründe dafür, warum die Erde sich um die Sonne dreht?

1. „Die Erde möchte der Sonne zeigen, dass sie ihr treu ergeben ist. Also dreht sie sich einfach um sie herum und singt Liebeslieder."

2. „Die Erde hat herausgefunden, dass sie beim Drehen um die Sonne den bestmöglichen Sonnenbrand bekommt. Deshalb dreht sie sich und bräunt sich wie ein Profi!"

3. „Die Erde ist wie ein Kind, das versucht, die Aufmerksamkeit seiner Eltern zu erlangen. Also dreht sie sich um die Sonne und ruft: ‚Schau mich an, Mama! Schau, was ich kann!'"

Welche 3 lustigen Theorien gibt es zum Urknall?

1. „Der Urknall war nur ein riesiges Feuerwerk zum Geburtstag von Mutter Natur. Es war so spektakulär, dass es das Universum entstehen ließ!"

2. „Der Urknall war das Ergebnis eines galaktischen Wettbewerbs, bei dem die Götter versuchten zu sehen, wer das größte Feuerwerk erzeugen konnte. Der Gewinner war dann der Schöpfer des Universums!"

3. „Der Urknall war das Ergebnis einer gigantischen Kaffeepause. Die Götter saßen zusammen, tranken Kaffee und aßen Donuts, als einer von ihnen versehentlich auf den Knopf drückte, der das Universum auslöste."

Welche Probleme hätten wir, wenn das Rad nicht erfunden worden wäre?

1. Es wäre schwierig, Pizza zu bestellen, da wir keine Pizzakuriere auf Rädern hätten. Stattdessen müssten wir Pizzalieferanten einstellen, die auf Stelzen laufen, um die Pizza zu uns zu bringen.

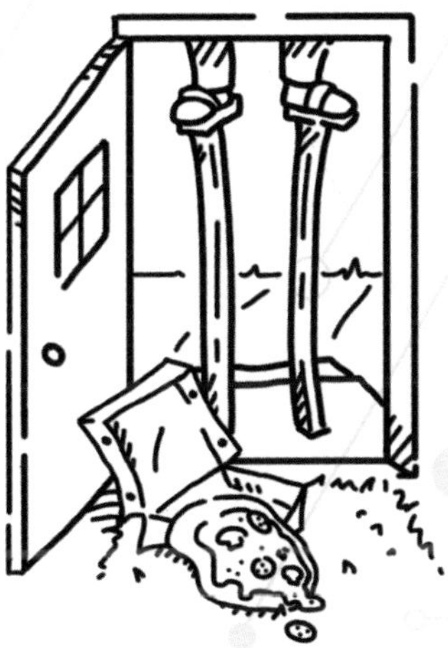

2. Es wäre sehr schwer, schwere Gegenstände zu bewegen. Statt Lkw oder Kränen müssten wir Menschen anstellen, die Lasten auf ihren Schultern oder auf Tragen tragen können. Das könnte zu einer höheren Nachfrage nach starken und muskulösen Arbeitern führen.

Mit welchen 3 lustigen Maßnahmen hätte sich der Bau des Berliner Flughafens beschleunigen lassen?

1. Den Flughafen von Lego bauen lassen – die Kinder schaffen es schließlich auch, in kürzester Zeit beeindruckende Gebäude zu errichten.

2. Jeden Tag eine Baustellenparty veranstalten, bei der sich alle Arbeiter in ihren besten Party-Outfits und mit Konfetti bewaffnet auf der Baustelle einfinden und gemeinsam feiern – so wird die Arbeit sicherlich in kürzester Zeit erledigt sein.

3. Den Flughafen direkt neben einer Schule bauen, damit die Schülerinnen und Schüler in den Pausen mit anpacken und bei der Fertigstellung helfen können – schließlich haben sie ja genug Freizeit und könnten die Zeit sinnvoller nutzen.

Mit welchen 3 lustigen Ausreden gelingt es mir überzeugend zu erklären, dass ich meinem Chef keine E-Mail schreiben konnte?

1. „Ich habe versucht, die E-Mail zu schreiben, aber meine Tastatur hat entschieden, dass heute ein Ruhetag ist, und hat sich geweigert, Buchstaben zu tippen."

2. „Ich habe Ihrem Computer eine E-Mail schreiben wollen, aber es gab eine Art Technologie-Revolution und er hat mich nicht als menschliche Spezies erkannt."

3. „Ich hatte eine E-Mail an Sie geschrieben, aber mein Hamster hat die Stromversorgung gekappt, als er versucht hat, auf die Tastatur zu klettern."

Mit welchen 3 kuriosen Möglichkeiten kann ich den Schauplatz eines Mordes reinigen?

1. Mit einer Gruppe von Staubsaugerrobotern: Stelle dir vor, eine Gruppe von Staubsaugerrobotern wuselt hektisch durch die Wohnung und saugt alle Spuren von Blut und Schmutz auf. Die absurde Vorstellung von Robotern, die einen Tatort reinigen, könnte eine witzige Komponente für eine humorvolle Geschichte darstellen.

2. Mit einem putzwütigen Nachbarn: Ein überaus putzwütiger Nachbar könnte als Charakter in einer solchen Geschichte dienen. Er könnte das Verbrechen unbewusst entdecken und sich daraufhin um die Reinigung kümmern, um den Zustand der Wohnung wiederherzustellen. Diese Art von Charakter könnte durch seine übertriebene Reinlichkeit und skurrilen Manierismen für humorvolle Momente sorgen.

3. Mit einem ungewöhnlichen Putzmittel: Eine weitere Idee wäre, dass der Charakter ein seltsames und ungewöhnliches Putzmittel verwendet, um die Spuren des Verbrechens zu beseitigen. Zum Beispiel könnte ein Charakter ein Putzmittel auf Kürbisbasis verwenden, das er selbst hergestellt hat, um die Spuren zu beseitigen. Eine solche Szene könnte durch die ungewöhnliche Art der Reinigungskraft und das daraus resultierende Chaos für Komik sorgen.

Mit welchen lustigen Dingen kann ich meinen Bürostuhl ersetzen?

1. Du könntest einen aufblasbaren Schwimmreifen als Bürostuhl-Ersatz verwenden. Das sorgt garantiert für Lacher im Büro!

2. Wie wäre es mit einem selbstgebauten Schaukelstuhl? Damit kannst du während der Arbeit sanft hin und her schaukeln und dich entspannen.

3. Du könntest auch einen Hocker mit Rollen verwenden. Das ist vielleicht nicht so bequem wie ein Bürostuhl, aber es sorgt auf jeden Fall für Bewegung im Sitzen.

4. Für die ganz Mutigen: Versuche es doch mal mit einem großen aufblasbaren Tier, wie einem Einhorn oder einem Flamingo, als Bürostuhl-Ersatz. Das sorgt garantiert für Aufsehen im Büro!

? Welchen lustigen Namen für einen Beruf kann ich erfinden, den alle Kindergartenkinder super finden?

Wie wäre es mit "Spielplatz-Manager" oder "Spiel-und-Abenteuer-Koordinator"? Kinder lieben es zu spielen und Abenteuer zu erleben, daher könnten diese Namen für einen Beruf im Kindergartenbereich sehr ansprechend sein.

? Was wäre ein lustiger Buchtitel zum Thema „Gesunder Büroschlaf"?

„Schlaf dich fit und erfolgreich: Wie man im Büro produktiv schläft, ohne jemals aufzuwachen!"

? Was wäre ein lustiger Songtitel zum Thema „Gesunder Büroschlaf"?

„Power Nap Prodigy: Der ultimative Büroschlaf-Hit zum Schnarchen, Sabbern und für die Produktivität!"

Wie lange muss ich auf einem fahrradbetriebenen Generator strampeln, um eine Glühbirne brennen zu lassen?

Ein durchschnittlicher fahrradbetriebener Generator kann eine Leistung von etwa 100 Watt erzeugen, wenn er mit mäßiger Anstrengung betrieben wird. Eine Standard-Glühbirne mit einer Leistung von 60 Watt benötigt daher etwa 0,6 Stunden oder 36 Minuten, um vollständig zu leuchten, wenn du kontinuierlich auf dem Fahrrad strampelst.

Wie kann ich meinen Laptop auf lustige Weise zweckentfremden?

1. Verwende deinen Laptop als Pfannenwender: Wenn du keinen Pfannenwender zur Hand hast, aber dringend eine Pfanne umrühren musst, kannst du deinen Laptop als temporären Pfannenwender verwenden. Achte jedoch darauf, dass der Laptop nicht zu heiß oder beschädigt wird.

2. Nutze deinen Laptop als Hantel: Wenn du deine Muskeln trainieren möchtest, aber keine Hanteln hast, kannst du deinen Laptop zweckentfremden und als Hantel verwenden. Halte den Laptop mit beiden Händen und hebe ihn hoch und runter, um deine Armmuskeln zu trainieren.

3. Verwende deinen Laptop als Türstopper: Wenn du eine Tür offen halten möchtest, aber keinen Türstopper zur Hand hast, kannst du deinen Laptop als temporären Türstopper verwenden. Platziere den Laptop auf dem Boden vor der Tür, um sicherzustellen, dass die Tür offen bleibt.

Welche lustige Ausrede kann mein Chef anbringen, wenn er unsere Besprechung vergessen hat?

1. „Entschuldigung, ich habe ein Update für meinen Kalender installiert, und jetzt ist er so intelligent, dass er Besprechungen für mich absagt, anstatt mich daran zu erinnern hinzugehen. Ich weiß nicht, was ich ohne Technologie machen würde."

2. „Ich hatte einen Albtraum, dass ich zu spät zur Besprechung kommen würde, also habe ich beschlossen, es zu ignorieren und mich einfach wieder hinzulegen. Leider war das kein Traum und ich habe es tatsächlich verpasst."

3. „Ich habe den ganzen Tag mit einem neuen Augenbrauenstift experimentiert, den ich auf TikTok gefunden habe, und habe völlig die Zeit vergessen. Meine Augenbrauen sehen toll aus, aber mein Zeitmanagement ist nicht so gut."

Welcher lustige Spruch passt zum Thema „Gemütlichkeit am Arbeitsplatz"?

„Arbeit ist das halbe Leben, die andere Hälfte sollte man gemütlich verbringen – am besten direkt am Arbeitsplatz!"

Mit welchen 5 lustigen Methoden kann ich mein Wissen über Aktien pimpen?

1. Aktien-Memory: Erstelle Karten mit Aktiennamen und Symbolen und spiele das klassische Memory-Spiel, um dein Wissen über die verschiedenen Unternehmen und ihre Symbole zu verbessern.

2. Aktien-Karaoke: Schreibe einen Song über Aktien und singe ihn vor deinen Freunden oder der Familie. Du wirst nicht nur Spaß haben, sondern dich auch besser an die verschiedenen Begriffe und Konzepte erinnern.

3. Aktien-Trivial Pursuit: Erstelle deine eigene Version von Trivial Pursuit, aber nur mit Fragen rund um Aktien. Fordere deine Freunde heraus und lass sie zeigen, was sie über das Thema wissen.

4. Aktien-Scharade: Wähle eine Aktie oder ein Unternehmen aus und versuche, es durch Pantomime zu erklären, ohne Worte zu verwenden. Deine Freunde müssen erraten, welches Unternehmen es ist.

5. Aktien-Comedy-Show: Schreibe einen Stand-up-Comedy-Sketch zum Thema Aktien und führe ihn vor deinen Freunden oder der Familie auf. Durch das Verbinden von Humor und Wissen wird es dir leichter fallen, dich an wichtige Konzepte und Begriffe zu erinnern.

Wie steigern wir auf lustige Weise das Bruttosozialprodukt?

1. Eine nationale Lachsteuer einführen: Jedes Mal, wenn jemand lacht, wird eine kleine Steuer erhoben. Das mag zwar auf den ersten Blick lächerlich klingen, aber wenn man bedenkt, wie viel wir als Gesellschaft lachen können, könnte das durchaus zu einer spürbaren Steigerung des Bruttosozialprodukts führen!

2. Einrichten von „Spaß-Fabriken": Diese Fabriken produzieren keine Waren im herkömmlichen Sinn, sondern stellen stattdessen lustige Produkte her, wie zum Beispiel quietschende Spielzeuge, Scherzartikel oder lustige Kleidungsstücke. Die Fabriken könnten auch spezielle Events oder Aktivitäten veranstalten, die Menschen zum Lachen bringen.

3. Einführung von „Lustigkeitsprämien" für Unternehmen: Unternehmen, die ihre Mitarbeiter zum Lachen bringen und eine positive Atmosphäre fördern, könnten eine spezielle Prämie erhalten. Dies würde Anreize für Unternehmen schaffen, Humor und Spaß am Arbeitsplatz zu fördern, was zu einer insgesamt positiveren und produktiveren Arbeitsumgebung führen könnte.

Mit welchen 3 lustigen Methoden kann ich mein Auto waschen, ohne Wasser zu benutzen?

1. Verwende eine Armee von kleinen Robotern: Schicke eine Armee von kleinen Robotern los, die mit speziellen Mikrofaser-Pads ausgestattet sind, um das Auto zu waschen. Du kannst dich zurücklehnen und zuschauen, wie die Roboter das Auto zum Glänzen bringen.

2. Verwende eine magische Waschbürste: Verwende eine magische Waschbürste, die Schmutz und Staub einfach verschwinden lässt. Schwinge die Bürste durch die Luft, und das Auto ist sofort sauber und glänzend. (Natürlich nur in der Fantasie.)

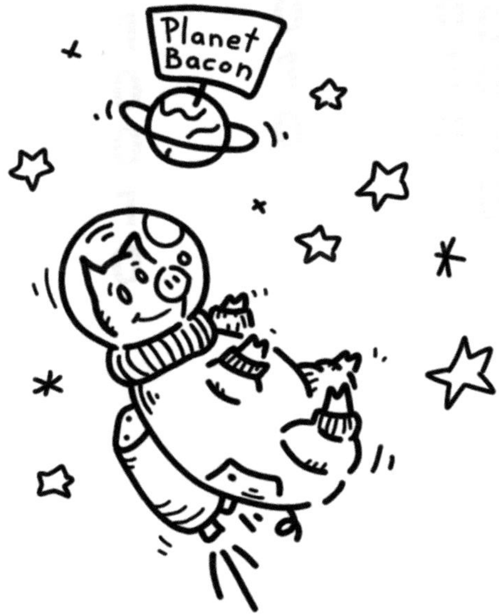

? Wie würde ein lustiger 8-Zeiler zum Thema Schweine im Weltall lauten?

Im Weltall gibt es keine Schweine, das ist klar,
Doch was wäre, wenn eins fliegen würde durchs All?
Ein Astronaut sähe es, voller Erstaunen,
Es grunzte und quiekte und wollte nicht pausen.

Das Schwein, das flog weiter, vorbei an den Sternen, Sein Ziel war unklar, doch es schien nicht zu lernen. Und so bleibt uns die Frage, oh so banal, Was macht ein Schwein im Weltall?

? Mit welchen 5 außergewöhnlichen Berufen kann ich mich am besten selbstständig machen?

1. Professioneller Kuschler: Ja, das gibt es tatsächlich! Einige Menschen bieten ihre Dienste als professionelle Kuschler an, um anderen Menschen eine Umarmung zu geben und so emotionale Unterstützung zu bieten.

2. Einhorn-Coach: Einige Menschen bieten ihre Dienste als Einhorn-Coach an, um anderen Menschen beizubringen, wie man Einhörner visualisiert und in ihrer Welt manifestiert.

3. Schlaf-Coach: Schlaf-Coaches helfen Menschen dabei, ihre Schlafgewohnheiten zu verbessern und eine bessere Schlafqualität zu erreichen.

4. Detox-Spezialist: Einige Menschen bieten ihre Dienste als Detox-Spezialisten an, um anderen zu helfen, ihren Körper von Giftstoffen zu reinigen und ihre Gesundheit zu verbessern.

5. Glücksbringer: Einige Menschen bieten ihre Dienste als Glücksbringer an, indem sie magische Rituale durchführen oder bestimmte Gegenstände herstellen, die angeblich Glück bringen sollen.

Welche 3 Spiele eignen sich zur Suche nach dem besten Mitarbeiter?

1. Improvisationsübungen: Teile die Kandidaten in Gruppen auf und gib ihnen ein Szenario oder eine Aufgabe, die sie spontan und improvisiert spielen müssen. Dies kann dazu beitragen, die Kreativität, das Selbstvertrauen und die Teamfähigkeit der Kandidaten zu testen.

2. Escape Room: Führe die Kandidaten durch einen Escape Room, in dem sie zusammenarbeiten müssen, um Rätsel zu lösen und zu entkommen. Dies kann dazu beitragen, ihre Fähigkeit zur Zusammenarbeit, ihre Problemlösungsfähigkeiten und ihr Engagement zu testen.

3. Wettbewerbe: Organisiere verschiedene Wettbewerbe, bei denen die Kandidaten ihre Fähigkeiten und Fertigkeiten unter Beweis stellen können. Dies kann von Kochwettbewerben über sportliche Herausforderungen bis hin zu Quiz- oder Puzzlewettbewerben reichen. Die Wettbewerbe können helfen, die Fähigkeiten und Persönlichkeiten der Kandidaten zu testen, und können auch sehr unterhaltsam sein.

Mit welchen 5 lustigen Möglichkeiten kann ich innerhalb weniger Tage im ganzen Land bekannt und berühmt werden?

1. Starte eine Viral Challenge: Erfinde eine witzige Challenge, erstelle ein Video davon und teile es in den Sozialen Medien. Wenn es genug Leute anspricht und sich verbreitet, kannst du schnell bekannt werden.

2. Versuche, einen Weltrekord aufzustellen: Es gibt unzählige verrückte Weltrekorde, die du versuchen kannst zu brechen, und wenn du es schaffst, wirst du sicherlich in den Medien erscheinen.

3. Werde ein Internet-Meme: Wenn du in einem öffentlichen Ort oder bei einem Ereignis eine lustige oder merkwürdige Pose einnimmst, könnte es sein, dass jemand ein Foto oder Video von dir aufnimmt und es im Internet teilt. Wenn es sich viral verbreitet, könntest du schnell zu einem Meme werden.

4. Verkleide dich als berühmte Persönlichkeit: Wenn du dich als eine berühmte Person wie Elvis Presley, Marilyn Monroe oder Donald Trump verkleidest und so in der Öffentlichkeit auftauchst, könntest du Aufmerksamkeit erregen und Medieninteresse wecken.

5. Organisiere eine öffentliche Veranstaltung: Wenn du eine öffentliche Veranstaltung wie ein Konzert, einen Flashmob oder eine Parade organisierst und genügend Menschen dazu bringst, daran teilzunehmen, könntest du schnell bekannt werden und möglicherweise sogar von den Medien entdeckt werden.

Mit welchen 3 Süßigkeiten kann ich einen herzhaften Auflauf zubereiten?

1. Cranberrys: Getrocknete Cranberrys haben einen süßen, leicht säuerlichen Geschmack, der gut zu herzhaften Gerichten passt. Du könntest sie zum Beispiel in einem Wildreisauflauf verwenden.

2. Feigen: Frische oder getrocknete Feigen haben eine süße, sirupartige Textur und einen nussigen Geschmack, was gut zu herzhaften Aromen wie Schinken oder Speck passen könnte. Versuche es mit einem Auflauf aus Kartoffeln, Schinken und Feigen.

3. Äpfel: Äpfel sind vielseitig und können sowohl in herzhaften als auch in süßen Gerichten verwendet werden. Im Auflauf könnten sie eine fruchtige Süße hinzufügen, die gut mit würzigen Aromen wie Thymian oder Rosmarin harmoniert. Du könntest sie zum Beispiel in einem Auflauf mit Schweinefleisch und Zwiebeln verwenden.

Mit welchen 5 außergewöhnlichen Zutaten kann ich einen Cocktail mixen?

1. Essbare Blüten: Blüten von Pflanzen wie Lavendel, Hibiskus oder Veilchen können als Dekoration oder als Zutat in Cocktails verwendet werden. Sie verleihen dem Cocktail eine schöne Farbe und einen einzigartigen Geschmack.

2. Gewürze: Gewürze wie Zimt, Kardamom, Sternanis oder Nelken können verwendet werden, um Cocktails zu würzen und ihnen eine besondere Note zu verleihen.

3. Raucharomen: Cocktails können mit rauchigen Aromen wie geräuchertem Salz, geräucherter Paprika oder geräuchertem Whisky aromatisiert werden.

4. Salz: Salz kann in der Barwelt auf ungewöhnliche Weise verwendet werden. Zum Beispiel können Cocktails mit Salz verziert werden oder mit Salzlösungen gewürzt, um den Geschmack zu intensivieren.

5. Gemüse: Gemüse wie Gurken, Paprika oder Rote Beete können als Zutat in Cocktails verwendet werden, um einen frischen, gesunden Geschmack zu erzeugen und dem Cocktail einen einzigartigen Look zu verleihen.

Mit welchen 5 außergewöhnlichen und kuriosen Strategien kann ich 100 Jahre alt werden?

1. Mit dem japanischen „Ikigai": Ikigai ist ein japanisches Konzept, das als „Grund des Seins" übersetzt werden kann. Es bezieht sich auf die Idee, dass Menschen, die eine Leidenschaft oder einen Zweck in ihrem Leben haben, glücklicher und gesünder sind. In Japan gibt es viele Menschen, die über 100 Jahre alt sind und angeben, dass ihr Ikigai dazu beigetragen hat.

2. Mit einem Wohnort in den „Blue Zones" der Welt: Blue Zones sind Regionen auf der Welt, in denen die Menschen überdurchschnittlich alt werden. Diese Regionen umfassen Okinawa in Japan, Sardinien in Italien, Nicoya in Costa Rica, Icaria in Griechenland und Loma Linda in Kalifornien. In diesen Regionen essen die Menschen gesund, sind körperlich aktiv und haben starke soziale Beziehungen.

3. Mit der „Wine-and-Cigarettes-Diät": Der 101-jährige Bürgermeister von Marinaleda in Spanien, Juan Manuel Sánchez Gordillo, ist für seine ungewöhnliche Ernährung bekannt: Er isst gerne einheimische Gemüsesorten und trinkt täglich ein Glas Rotwein, während er eine Zigarette raucht. Er behauptet, dass dieser Lebensstil dazu beigetragen hat, dass er über 100 Jahre alt geworden ist.

4. Mit der „Carnivore Diet": Die Carnivore Diet ist eine Ernährungsweise, bei der man ausschließlich Fleisch isst und auf alle pflanzlichen Lebensmittel verzichtet. Einige Anhänger der Carnivore Diet behaupten, dass diese Ernährungsweise dazu beitragen kann, das Leben zu verlängern. Es gibt jedoch keine wissenschaftlichen Beweise dafür, dass die Carnivore Diet tatsächlich zu einem längeren Leben führt.

? Mit welchen 5 lustigen Möglichkeiten kann ich zusammen mit meinem Hund berühmt werden?

1. Werdet zum „Paw-some"-Duo:
Trage Kostüme oder Accessoires, die zu deinem Hund passen, und tretet gemeinsam bei öffentlichen Events auf. Du kannst auch an Hundeshows und -wettbewerben teilnehmen.

2. Besuche lokale Einrichtungen:
Besuche lokale Pflegeheime, Krankenhäuser oder Schulen und lasse deinen Hund anderen Freude bereiten. Du kannst auch an Wohltätigkeitsveranstaltungen teilnehmen und Spenden sammeln.

3. Verwandle deinen Hund in eine Berühmtheit:
Du kannst deinen Hund in eine Berühmtheit verwandeln, indem du ihn in Filmen, TV-Shows oder Werbespots auftreten lässt. Dies kann deinem Hund auch eine Karriere als Schauspieler ermöglichen.

4. Mache lustige Fotoshootings:
Verkleide deinen Hund in lustige Kostüme und mache gemeinsam Fotoshootings mit Themen wie Halloween, Weihnachten oder anderen Feiertagen. Du kannst diese Bilder in den Sozialen Medien teilen oder als Grußkarten verschicken.

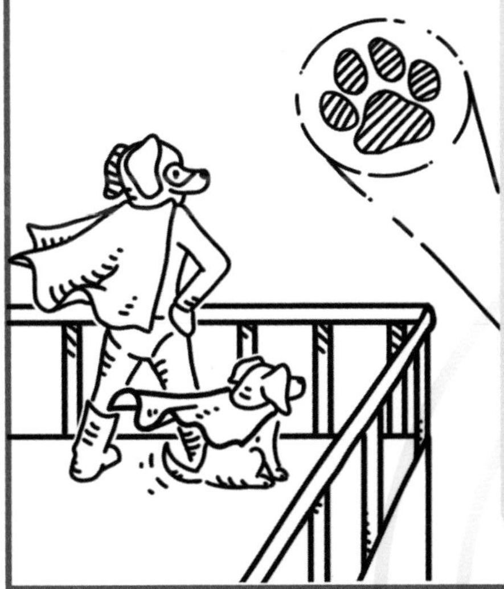

Wie kann ich 10 Zentimeter größer wirken, als ich bin?

1. Kleidung: Trage Kleidung, die deine Proportionen betont. Vermeide Kleidung, die zu locker oder zu eng ist. Trage auch Schuhe mit höheren Absätzen, die dir zusätzliche Zentimeter geben können.

2. Haltung: Achte auf deine Haltung, um größer zu wirken. Halte deinen Rücken gerade und die Schultern zurückgezogen. Vermeide es, dich nach vorne zu lehnen oder zu schlumpfen.

3. Frisur: Wähle eine Frisur, die deine Gesichtsform und -größe betont. Vermeide Haarschnitte, die dein Gesicht kleiner wirken lassen.

4. Accessoires: Trage Accessoires wie Hüte oder Schals, die deine Größe betonen und dich größer wirken lassen.

5. Fitness: Eine gute Körperhaltung und ein gutes Körpergefühl können helfen, dich größer erscheinen zu lassen. Regelmäßiges Training und Dehnen kann helfen, deine Muskeln zu stärken und deine Körperhaltung zu verbessern.

Wie kann ich auch noch mit 50 Jahren für 30 gehalten werden?

1. Gesunde Lebensweise: Eine gesunde Lebensweise kann dazu beitragen, dass du dich jünger fühlst und auch jünger aussiehst. Eine ausgewogene Ernährung, ausreichend Bewegung und genügend Schlaf können dazu beitragen, dass du in Form bleibst.

2. Kleidung: Die Art und Weise, wie du dich kleidest, kann einen großen Einfluss darauf haben, wie du wahrgenommen wirst. Wenn du Kleidung trägst, die für jüngere Menschen typisch ist, kannst du leichter für jünger gehalten werden.

3. Styling: Ein moderner Haarschnitt oder trendige Frisur kann ebenfalls dazu beitragen, jünger zu wirken.

4. Humor: Ein jugendlicher Sinn für Humor kann dazu beitragen, dass man für jünger gehalten wird. Wenn du in der Lage bist, dich selbst nicht allzu ernst zu nehmen und Spaß am Leben zu haben, kannst du positiv und fröhlich wirken.

5. Interessen: Interessen und Hobbys, die eher mit jüngeren Menschen in Verbindung gebracht werden, können dazu beitragen, dass man für jünger gehalten wird. Du solltest dich jedoch nicht dazu zwingen, etwas zu tun, nur um jünger zu wirken, sondern es sollte authentisch sein und Spaß machen.

Wie kann ich den genau richtigen Partner fürs Leben finden?

1. Kenne dich selbst: Es ist wichtig, dass du dich selbst gut kennst und weißt, was du in einer Beziehung willst und brauchst. Überlege dir, welche Eigenschaften dein Partner haben sollte und welche Dinge du in einer Beziehung nicht akzeptieren würdest.

2. Sei offen: Sei offen für neue Erfahrungen und Menschen. Begegne anderen Menschen mit einem offenen Geist und ohne Vorurteile. Gehe aus deiner Komfortzone heraus und probiere neue Dinge aus, um neue Leute kennenzulernen.

3. Suche nach Gemeinsamkeiten: Suche nach Menschen, mit denen du Gemeinsamkeiten hast, sei es in Bezug auf Hobbys, Interessen, Einstellungen oder Werten. Dies kann helfen, eine Verbindung aufzubauen und eine Beziehung zu entwickeln.

4. Sei geduldig: Die Suche nach dem richtigen Partner kann Zeit und Geduld erfordern. Lass dich nicht entmutigen, wenn du nicht sofort jemanden findest, der zu dir passt. Gib dir Zeit und sei geduldig.

5. Sei du selbst: Sei authentisch und zeige dich so, wie du bist. Sei nicht jemand, der du nicht bist, nur um jemanden zu beeindrucken oder anzulocken. Eine Beziehung sollte auf Ehrlichkeit und Vertrauen aufgebaut sein.

6. Sei kommunikativ: Die Kommunikation ist in einer Beziehung sehr wichtig. Sprich mit deinem Partner über deine Bedürfnisse, Wünsche und Erwartungen. Hör auch aktiv zu und achte auf die Bedürfnisse und Wünsche deines Partners.

7. Sei bereit zu kompromittieren: In jeder Beziehung gibt es Kompromisse. Sei bereit, Kompromisse einzugehen und Kompromisse zu finden, die für beide Partner akzeptabel sind.

8. Vertraue deinem Bauchgefühl: Wenn es um die Suche nach dem richtigen Partner geht, ist es wichtig, auf dein Bauchgefühl zu hören. Wenn du das Gefühl hast, dass etwas nicht stimmt oder dass etwas nicht passt, dann vertraue diesem Gefühl.

Mit welchen 3 lustigen Argumenten kann ich meinen Nachbarn davon überzeugen, im Regen zu grillen?

1. „Wenn es regnet, gibt es keine Fliegen – und das bedeutet weniger Ablenkung von unserem leckeren Grillgut!"

2. „Im Regen zu grillen ist wie eine Dusche im Freien – man spart sich das Duschen später!"

3. „Wenn wir im Regen grillen, dann ist das wie eine echte Herausforderung für uns echte Grillmeister – das bringt zusätzliche Würze in unser BBQ-Abenteuer!"

Was reimt sich auf „Frühstückspause"?

Zuckerschleckermause

Welchen Sitzplatz sollte ich in einer Kirche wählen?

1. Sichtlinie: Wähle einen Sitzplatz, der eine gute Sicht auf den Altar- und Bühnenbereich der Kirche bietet. Vermeide Sitzplätze, die durch Säulen, Wände oder andere Hindernisse blockiert sind.

2. Akustik: Wenn du die Kirchenmusik oder den Gesang genießen möchtest, solltest du einen Sitzplatz wählen, der sich in der Nähe der Musiker oder des Chors befindet, damit du die Musik besser hören kannst. Wenn die Kirche jedoch sehr groß ist, könnte ein Sitzplatz in der Nähe der Lautsprecher eine bessere Akustik bieten.

3. Nähe zum Ausgang: Wenn du die Kirche schnell verlassen musst oder es dir unwohl wird, wähle einen Sitzplatz in der Nähe des Ausgangs, um schnell und diskret gehen zu können.

4. Sitzkomfort: Wenn du eine längere Zeit in der Kirche sitzen musst, achte darauf, einen bequemen Sitzplatz zu wählen, der gepolstert ist und eine gute Unterstützung bietet.

5. Klima: Wenn die Kirche im Sommer sehr heiß oder im Winter sehr kalt ist, wähle einen Sitzplatz, der sich in der Nähe von Klimaanlagen oder Heizungen befindet.

6. Tradition: Einige Kirchen haben traditionelle Sitzplätze, wie zum Beispiel Familien- oder Gemeindeabschnitte. Wenn du dir nicht sicher bist, frage einen Kirchenmitarbeiter oder Gemeindemitglied nach den gängigen Sitzplatz-Traditionen.

Wie bringe ich einen Prominenten dazu, sich mit mir sehen zu lassen?

1. Kontaktiere den Prominenten auf Social Media: Viele Prominente haben öffentliche Konten auf Sozialen Medien wie Twitter, Instagram und Facebook. Du kannst versuchen, eine private Nachricht zu senden oder den Prominenten in einem Kommentar oder Beitrag zu taggen, um seine Aufmerksamkeit zu erregen

2. Versuche, den Prominenten/ persönlich zu treffen: Finde heraus, ob der Prominente auf einer Veranstaltung in deiner Nähe erscheint oder an einem öffentlichen Ort unterwegs ist, den du besuchen könntest. Stelle sicher, dass du höflich und respektvoll bleibst und nicht aufdringlich wirst.

3. Biete einen Anreiz an: Wenn du eine besondere Fähigkeit hast oder eine interessante Erfahrung bieten kannst, könntest du diese in deinem Antrag erwähnen. Zum Beispiel könntest du anbieten, eine Spende für die Wohltätigkeitsorganisation des Prominenten zu machen.

Mit welchen kleinen Tricks kann ich besonders leicht so aussehen wie König Charles III.?

Es ist wichtig zu betonen, dass das Nachahmen des Aussehens einer anderen Person nicht unbedingt ratsam oder respektvoll ist. Jeder Mensch hat eine einzigartige Persönlichkeit und Identität und es ist wichtig, sich selbst zu akzeptieren und zu lieben, anstatt sich auf andere zu konzentrieren.

Wenn du jedoch nur aus Interesse wissen möchtest, wie du dein Aussehen dem Aussehen von König Charles III. annähern kannst, hier sind einige Tipps:

1. Kleidung: Charles III. wird oft in Anzügen mit Krawatten oder Poloshirts und Strickjacken gesehen. Entscheide dich für klassische, elegante Kleidungsstücke, die zu deinem Körper passen und in neutralen Farben gehalten sind.

2. Frisur: Der König trägt seine Haare kurz und gepflegt. Ein regelmäßiger Haarschnitt und ein gepflegtes Styling können dir helfen, diesem Look näher zu kommen.

3. Bart: Wenn du einen Bart trägst, halte ihn gepflegt und kurz. Charles III. trägt einen gepflegten Schnurrbart, der ihm einen eleganten Touch verleiht.

4. Accessoires: Charles III. ist oft mit einer Uhr und einer Krawattennadel zu sehen. Überlege dir, welche Accessoires zu denem Stil passen, und wähle einfache, klassische Stücke aus.

Mit welchen 5 außergewöhnlichen Gerichten kann ich Menschen, die ich zum Essen einlade, am meisten beeindrucken?

1. Beef Wellington: Beef Wellington ist ein klassisches englisches Gericht, das aus einer gebratenen Rinderfiletspitze besteht, umwickelt mit einer Schicht Pilz-Duxelles und einer Schicht Blätterteig. Es ist ein anspruchsvolles Gericht, aber es lohnt sich, wenn es gut gemacht ist.

2. Bouillabaisse: Bouillabaisse ist eine traditionelle Fischsuppe aus Südfrankreich. Es besteht aus verschiedenen Arten von Fisch, Meeresfrüchten, Gemüse und Gewürzen, die langsam in einer aromatischen Brühe gekocht werden. Serviert mit Knoblauchbrot, ist Bouillabaisse ein beeindruckendes Gericht, das sicherlich die Geschmacksknospen deiner Gäste erfreuen wird.

3. Sushi: Sushi ist eine japanische Delikatesse, die aus rohem Fisch, Gemüse, Reis und Nori-Blättern besteht. Das Ausrollen der Sushirollen erfordert ein bisschen Geschicklichkeit, aber es ist ein unterhaltsames Erlebnis für deine Gäste. Stelle sicher, dass du frische Zutaten verwendest und die Rollen ansprechend anrichtest.

4. Lammkeule: Lammkeule ist ein wunderbar würziges und saftiges Gericht, das in vielen verschiedenen Küchen auf der ganzen Welt beliebt ist. Eine Lammkeule kann auf verschiedene Arten zubereitet werden, aber eine klassische Methode besteht darin, sie langsam in Rotwein und Gewürzen zu schmoren, bis sie zart und köstlich ist.

5. Dessert-Soufflé: Ein Soufflé ist ein luftiges und leichtes Dessert, das aus Eiern, Zucker und Aromen wie Schokolade oder Vanille hergestellt wird. Soufflés erfordern eine präzise Temperaturkontrolle und können anspruchsvoll sein, aber sie sind ein beeindruckendes Gericht, das deine Gäste mit Sicherheit begeistern wird.

Was könnte ich mir Lustiges in die Ohren stecken, damit es aussieht wie AirPods – ohne dass es solche sind?

Es ist nicht empfehlenswert, sich etwas in die Ohren zu stecken, das aussieht wie AirPods, aber keine sind, da dies zu Verwirrung oder Missverständnissen führen könnte.

Wenn du jedoch auf der Suche nach einer lustigen Alternative bist, könntest du zum Beispiel große Ohrringe tragen, die wie Kopfhörer aussehen, oder einen Haarreifen mit lustigen Ohren aufsetzen, die wie AirPods aussehen. Eine weitere Idee könnte sein, sich DIY-Ohrhörer aus Materialien wie Knete oder Modelliermasse zu basteln und diese in die Ohren zu stecken, um einen humorvollen Effekt zu erzielen.

Allerdings ist es wichtig, dass du dabei nicht vergisst, dass deine Ohren empfindlich und wichtig für deine Gesundheit sind, daher solltest du immer darauf achten, keine Gegenstände in die Ohren zu stecken, die dort nicht hingehören.

Mit welchen 3 Maßnahmen verhindere ich, bei unangenehmen Fragen rot zu werden?

1. Die „Maskenpflicht-Strategie": Trage eine Gesichtsmaske, auch wenn dies nicht vorgeschrieben ist. Auf diese Weise kannst du deine Röte hinter der Maske verbergen.

2. Die „Wasserflaschen-Strategie": Halte immer eine Flasche Wasser in der Nähe und tue so, als müsstest du trinken, wenn du eine unangenehme Frage gestellt bekommst. Dadurch hast du Zeit, um nachzudenken und dich zu sammeln, während du die Frage „überbrückst".

3. Die „Verwirrungs-Strategie": Stelle eine Gegenfrage oder gib eine verwirrende Antwort, um das Gespräch in eine andere Richtung zu lenken. Zum Beispiel könntest du antworten: „Ich habe gestern ein Einhorn auf der Straße gesehen, und es hat mich so glücklich gemacht! Was hast du gestern gemacht?"

Mit welchen lustigen Methoden kann ich Spaghetti Bolognese ohne elektrischen Strom zubereiten?

1. Lagerfeuer-Kochtopf: Wenn du ein Lagerfeuer hast, kannst du eine gusseiserne Pfanne oder einen Topf direkt auf die heiße Glut stellen. Brate das Hackfleisch an, füge dann die gehackten Tomaten, Gewürze und Wasser hinzu, um die Soße zu kochen. Koche die Spaghetti separat in einem anderen Topf, gib sie dann zur Soße hinzu und serviere sie.

2. Solar-Kocher: Wenn du einen Solar-Kocher hast, kannst du ihn verwenden, um Spaghetti Bolognese zu kochen. Lege dazu eine gusseiserne Pfanne oder einen Topf auf den Kocher und richte ihn auf die Sonne aus. Brate das Hackfleisch an, füge die gehackten Tomaten, Gewürze und Wasser hinzu, um die Soße zu kochen. Koche die Spaghetti separat in einem anderen Topf, gib sie dann zur Soße hinzu und serviere sie.

Wie kann ich eine neue exotische Gewürzmischung entwickeln?

1. Forschung: Sammele Informationen über verschiedene Gewürze und Gewürzmischungen, die in anderen Küchen und Kulturen verwendet werden. Hierbei kannst du beispielsweise Kochbücher, Online-Ressourcen oder Rezeptblogs nutzen.

2. Experimente: Beginne mit kleinen Mengen der Gewürze, die du verwenden möchtest, und experimentiere mit verschiedenen Kombinationen und Verhältnissen. Notiere die Ergebnisse deiner Experimente und verfeinere die Mischung schrittweise, bis du mit dem Ergebnis zufrieden bist.

3. Geschmackstests: Bitte Freunde oder Familienmitglieder, deine Gewürzmischung zu probieren, und sammele Feedback. Frage nach ihren Eindrücken und Anregungen, um die Mischung zu verbessern.

4. Feinabstimmung: Passe die Mischung entsprechend den Feedbacks an und teste sie erneut, bis du mit dem Ergebnis zufrieden bist.

5. Dokumentation: Notiere die genauen Mengenverhältnisse der Gewürze und mache dir Notizen zu den Aromen und Geschmacksrichtungen. Dies hilft dir später, die Mischung genau zu reproduzieren.

6. Verpackung und Vermarktung: Überlege dir eine ansprechende Verpackung und einen einprägsamen Namen für deine Gewürzmischung und bringe diese auf den Markt.

Mit welchen 3 lustigen Gesten oder Maßnahmen kann ich auf einen Rüpel im Straßenverkehr reagieren?

1. Die „Clownsnase-Strategie": Trage eine rote Clownsnase während der Fahrt, und wenn ein Rüpel dich schneidet oder unangemessen fährt, zeige auf deine Nase und lächle ihm zu. Dies kann die Situation auf humorvolle Weise entspannen und den Rüpel zum Schmunzeln bringen.

2. Die „Blumen-Strategie": Halte eine Blume aus dem Fenster und zeige sie dem Rüpel, wenn er dich bedrängt oder drängelt. Du könntest sogar ein kleines Schild an der Blume anbringen, auf dem „Frieden im Straßenverkehr" oder Ähnliches steht. Dies kann den Rüpel daran erinnern, dass es wichtig ist, respektvoll und freundlich zu anderen Verkehrsteilnehmern zu sein.

3. Die „Musik-Strategie": Schalte laute und fröhliche Musik ein und singe laut mit, wenn dich ein Rüpel bedrängt. Du könntest sogar versuchen, den Rüpel zum Mitsingen zu ermutigen. Dies kann die Spannung abbauen und die Situation auf humorvolle Weise entschärfen.

Durch welche 3 Maßnahmen werde ich zum Tennisstar ohne Ball und ohne Schläger?

1. Mache ein Fotoshooting: Ziehe ein Tennisoutfit an und stelle dich vor einer Wand oder einem Hintergrund auf, der wie ein Tennisplatz aussieht. Halte einen imaginären Schläger und nimm verschiedene Posen ein, als ob du auf dem Platz wärst. Du könntest auch ein Tennisnetz und einen Schläger aus Pappe basteln, um das Fotoshooting realistischer zu gestalten.

2. Mache eine Karaoke-Session: Verwandele berühmte Tennis-Songs wie „Centerfold" von J. Geils Band oder „Tennis Court" von Lorde in Karaoke-Versionen und singe sie laut mit. Lade Freunde ein, um mit dir zu singen und zu tanzen. Es ist eine lustige Möglichkeit, deine Begeisterung für Tennis zu zeigen, ohne tatsächlich auf dem Platz zu sein.

3. Mache einen Film: Schreibe ein Drehbuch und drehe einen Film über einen fiktiven Tennisstar, der sich in schwierigen Situationen befindet. Du könntest verschiedene Orte besuchen, die Tennisplätze darstellen, und Szenen nachstellen, als ob du ein echter Tennisprofi wärst. Verkleide dich in Tennis-Outfits und hab Spaß beim Drehen des Films. Es ist eine lustige Art, deine Kreativität auszudrücken und deine Liebe zum Tennis zu zeigen, ohne tatsächlich auf dem Platz zu sein.

Welche lustigen Ausreden kennst du dafür, trotz des Klimawandels mit dem SUV zum Bäcker zu fahren?

1. „Ich wollte meinem SUV eine kurze Spritztour gönnen, damit er nicht einrostet. Schließlich verdient er auch mal eine Auszeit vom Parkplatz!"

2. „Ich habe versucht, meinen Bäckerbesuch so schnell wie möglich zu erledigen, um die Emissionen zu minimieren."

Wenn ich ein Adelsgeschlecht gründen könnte, was wären die 3 lustigsten Namen dafür?

1. „Die Schnarchnasen von Schlummerland"

2. „Die Keksdosen von Krümelhausen"

3. „Die Faulpelze von Trägheim"

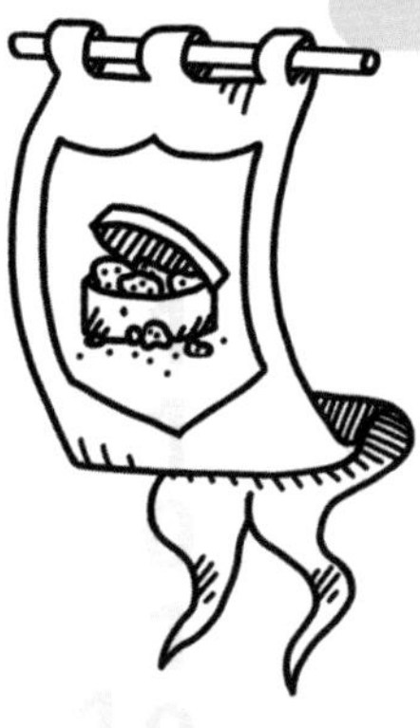

Mit welchen 3 höflichen, aber lustigen Sätzen kann ich eine Person darauf hinweisen, dass ihre Krawatte scheußlich ist?

1. „Ich muss sagen, Ihre Krawatte hat eine sehr gewagte Persönlichkeit. Ich bin mir nicht sicher, ob ich bereit bin, sie kennenzulernen!"

2. „Oh, Sie tragen eine Krawatte mit einem einzigartigen Muster! Ich hoffe, Sie haben eine Sonnenbrille dabei – ich denke, es könnte die Augen ein wenig blenden."

3. „Ihre Krawatte hat eine so auffällige Farbe! Wenn ich sie länger anschaue, werde ich wahrscheinlich geblendet. Vielleicht sollten wir über Sonnencreme nachdenken?"

Kannst du mir 3 untrügliche Anzeichen dafür nennen, dass mein Hosenstall offen steht?

1. Wenn du jemandem gegenübertrittst und er starrt unverwandt auf den Bereich zwischen deinen Beinen oder schaut schnell weg, könnte dies ein Anzeichen dafür sein, dass dein Hosenstall offen ist.

2. Wenn du in einer Gruppe stehst und die Leute plötzlich anfangen zu kichern oder zu tuscheln, kann dies auch ein Anzeichen dafür sein, dass dein Hosenstall offen ist.

3. Wenn du das Gefühl hast, dass etwas nicht stimmt oder dass du etwas an deinem Körper spürst, das normalerweise nicht da ist, könnte dies ein Indiz dafür sein, dass dein Hosenstall offen ist und du etwas Luft an unerwünschter Stelle abbekommst.

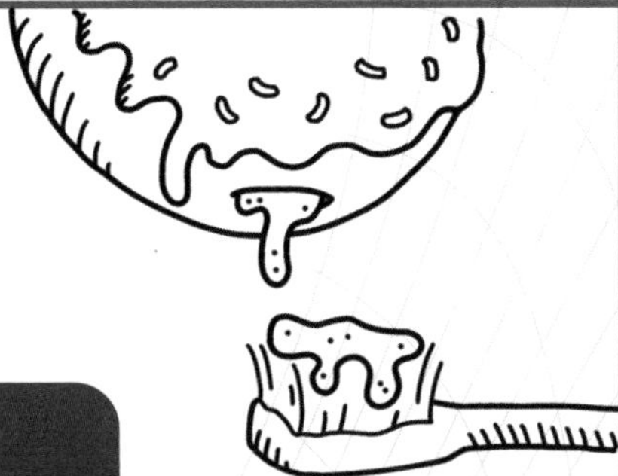

Welche Möglichkeiten gibt es, nur die Marmelade aus einem Berliner zu essen?

1. „Ich werde das 'Berliner-Herausforderungs-Manöver' durchführen. Ich werde nur in den Berliner beißen, bis ich auf die Marmeladenfüllung stoße, und dann schnell meinen Kopf zur Seite drehen, um die Marmelade aufzufangen. Das erfordert Geschicklichkeit und schnelle Reflexe!"

2. „Ich mache es auf die 'Marmeladen-Schicht-Spitze'-Art und Weise: Ich schneide die Spitze des Berliners ab und dann löffele ich die Marmeladenschicht heraus, als ob es eine süße und leckere Schichttorte wäre."

3. „Ich werde es auf die minimalistische Art machen. Ich werde einfach den Berliner auf den Kopf stellen und die Marmelade herausdrücken, als ob ich Zahnpasta aus einer Tube drücke. Einfach, aber effektiv!"

Kannst du mir einen Witz erzählen, in dem Napoleon, Elvis und der Papst vorkommen?

Eines Tages treffen Napoleon, Elvis und der Papst aufeinander und beschließen, einen Wettbewerb zu veranstalten, wer von ihnen am meisten Menschen beeindrucken kann.

Napoleon steht zuerst auf und ruft: „Ich bin Napoleon Bonaparte, der größte Feldherr aller Zeiten!" Die Menge klatscht und jubelt.

Elvis ist als Nächster an der Reihe und sagt: „Ich bin Elvis Presley, der König des Rock' n 'Roll!" Die Menge kreischt und tobt vor Begeisterung.

Schließlich steht der Papst auf und sagt: "Ich bin der Papst, der Vertreter Gottes auf Erden!" Die Menge wird still, aber der Papst fügt hinzu: "Aber wisst ihr, wer noch cooler ist als ich? Elvis Presley!"

Welche 3 kuriosen Hinweise zeigen mir, dass ich von Paparazzi verfolgt werde?

1. Wenn du bemerkst, dass sich ein anderer Fahrer im Straßenverkehr an deine Fersen heftet, ohne auf eine angemessene Entfernung zu achten, könnte dies ein Hinweis darauf sein, dass du von Paparazzi verfolgt wirst.

2. Wenn du plötzlich viele unbekannte Personen bemerkst, die in deiner Nähe herumlungern und scheinbar uninteressiert Dinge tun, wie zum Beispiel Zeitung lesen oder in ihrem Telefon herumspielen, könnte dies ein Anzeichen dafür sein, dass Paparazzi versuchen, dich zu fotografieren.

3. Wenn du bei einem Ereignis auftrittst und eine große Anzahl von Blitzlichtern aufleuchtet, obwohl du nicht der Hauptakteur bist, könnte dies ein Hinweis darauf sein, dass die Fotografen versuchen, Fotos von dir zu machen, weil du möglicherweise eine interessante Persönlichkeit bist.

Welche 3 lustigen Fragen würdest du als Reporter Leonardo da Vinci stellen?

1. „Wie haben Sie es geschafft, gleichzeitig Maler, Erfinder, Wissenschaftler und Philosoph zu sein? Hatten Sie etwa einen Doppelgänger?"

2. „Wenn Sie eine heutige Erfindung sehen würden, die auf einer Ihrer Skizzen basiert, würden Sie sagen ‚Wow, das ist großartig!' oder ‚Das habe ich schon vor Jahrhunderten gezeichnet!'?"

3. „Wir wissen, dass Sie Vegetarier waren, aber haben Sie jemals darüber nachgedacht, eine Pizza zu erfinden? Wenn ja, mit welchen Zutaten hätten Sie die Pizza belegt?"

Mit welchen 3 lustigen Ausreden kann ich erklären, warum sich auf meinem Shirt ein Marmeladenfleck befindet?

1. „Es war ein Unfall! Ich habe versucht, mein Toastbrot zu retten, das aus dem Toaster gesprungen ist, und es ist direkt auf mein Hemd gefallen und hat Marmelade auf seinem Weg hinterlassen."

2. „Es war eine Wette! Meine Freunde und ich haben eine Wette abgeschlossen, wer mehr Marmelade auf sein Hemd bekommen kann, und ich habe leider verloren."

3. „Ich habe versucht, meine Katze zu fangen, die ein Stück Brot mit Marmelade gestohlen hat, und dabei ist mir das Glas Marmelade aus der Hand gefallen und auf mein Hemd gespritzt. Die Katze hat gewonnen, aber das Hemd hat den Preis bezahlt!"

Welche lustigen Gründe gibt es dafür, eine Gummibärchen-Farbe abzuschaffen?

Gelb: Gelbe Gummibärchen sind wie ein Scherz ohne Witz – sie haben keine besondere Geschmacksnote und es gibt zu viele davon in jeder Tüte.

Grün: Grün sieht einfach nicht nach einem typischen Gummibärchen aus. Es ist Zeit, dass grüne Gummibärchen zurücktreten und Platz für etwas Passenderes wie grüne Äpfel oder Gurken machen.

Orange: Es ist wirklich schwer zu sagen, wie Orange schmeckt, wenn es um Gummibärchen geht. Es ist Zeit, den Leuten die Verwirrung zu ersparen und die orangefarbenen Gummibärchen in den Ruhestand zu schicken.

Welche 5 Ausreden hat ein Politiker, dessen Hosenstall während eines TV Interviews offen steht?

1. „Ich wollte nur beweisen, dass ich keine Angst habe, meine Schwächen zu zeigen."

2. „Es war eine subtile Art, die Aufmerksamkeit auf mein wirtschaftliches Programm zu lenken. Schließlich geht es darum, Jobs zu schaffen und die Menschen wieder einzukleiden!"

3. „Ich bin einfach zu beschäftigt damit, unsere Gesetze im Blick zu behalten, als mich um meine Kleidung zu kümmern. Ich denke, meine politischen Entscheidungen sprechen für sich."

4. „Das ist nur eine neue Wahlkampfstrategie – ich zeige der Welt, dass ich wirklich offen und ehrlich bin!"

5. „Ich habe mich für ein luftiges Outfit entschieden, um den Klimawandel zu bekämpfen. Offene Hosenställe sind nur ein kleiner Preis, den ich zu zahlen bereit bin."

Auf welche 3 Anzeichen dafür sollte ich achten, dass ich in Wahrheit in einem großen Terrarium lebe, das von Außerirdischen angelegt wurde?

1. Alles um dich herum scheint perfekt inszeniert zu sein, wie eine Kulisse in einem Filmset. Die Bäume, Gebäude und Menschen scheinen alle zu perfekt platziert zu sein und es gibt keine Unordnung oder zufälligen Elemente.

2. Du bemerkst seltsame Muster in den Bewegungen der Menschen und Tiere um dich herum. Sie bewegen sich möglicherweise in vorhersehbaren Mustern oder scheinen bestimmte Aktionen zu wiederholen.

3. Du bemerkst seltsame technische Geräte oder Mechanismen, die normalerweise nicht in der Natur vorkommen. Vielleicht siehst du Kameras oder Sensoren, die darauf ausgerichtet sind, dich zu beobachten, oder seltsame Geräusche, die nicht von Tieren oder der Umwelt stammen.

Was ist die beste ungewöhnliche Rezeptidee für ein erstes Date?

Eine lustige und ungewöhnliche Rezeptidee für ein erstes Date wäre, zusammen Pizza-Donuts zu machen. Dazu kann man fertigen Pizzateig in Donut-Formen schneiden, mit Tomatensoße und Lieblingsbelägen belegen und im Ofen backen. Es ist eine unterhaltsame Möglichkeit, das Essen zuzubereiten und zu genießen, während man sich näher kennenlernt. Außerdem ist es eine tolle Möglichkeit, um gemeinsam zu lachen und Spaß zu haben, ohne zu viel Druck auf das erste Date auszuüben.

Mit welcher lustigen Ausrede erkläre ich meinem Nachbarn, dass ich schon wieder seine Einfahrt blockiere?

„Entschuldigung, ich hatte keine Ahnung, dass Sie das Auto brauchen würden. Ich dachte, Sie wären für die nächsten paar Stunden weg und ich könnte Ihre Einfahrt nutzen, um meinen eigenen Wagen zu reparieren. Aber ich bin fast fertig und werde ihn bald entfernen!"

Mit welchen 5 ungewöhnlichen Diätideen kann ich abnehmen?

1. Die „Flausch-Diät": Bei dieser Diät musst du jeden Tag mindestens eine Stunde damit verbringen, süße Tiere wie Kätzchen und Welpen zu streicheln. Angeblich soll das beruhigend wirken und Heißhungerattacken vorbeugen.

2. Die „Superhelden-Diät": Diese Diät erfordert es, dass du vor jeder Mahlzeit ein lautes „Hulk smash!" rufst. Das soll angeblich den Stoffwechsel ankurbeln und die Kalorien schneller verbrennen lassen.

3. Die „Game-of-Thrones-Diät": Bei dieser Diät darfst du nur noch aus Holzschalen essen und musst alle Lebensmittel mit den Händen essen. Angeblich soll das den Hunger schneller stillen und das Sättigungsgefühl verstärken.

4. Die „Meditations-Diät": Bei dieser Diät musst du vor jeder Mahlzeit mindestens 30 Minuten lang meditieren. Angeblich soll das die Essensaufnahme verlangsamen und das Bewusstsein für den eigenen Körper und das Sättigungsgefühl schärfen.

5. Die „Museums-Diät": Bei dieser Diät darfst du nur noch in Museen essen, um den Appetit zu zügeln und dich auf die Kunstwerke zu konzentrieren.

Mit welchen 3 Getränken werde ich am schnellsten betrunken?

Das ist eine Scherzfrage, daher hier eine humorvolle Antwort: Mit einer Flasche „Anti-Alkohol", einer Dose „Wasser" und einem Glas „Eistee" wirst du garantiert am schnellsten nüchtern bleiben! ;)

Welche 5 humorvollen Gründe rechtfertigen, dass ich die Scheidung will?

1. Mein Partner hat sich als Vampir entpuppt und versucht nun, mich in einen zu verwandeln.

2. Mein Partner isst immer das letzte Stück Pizza, ohne mich zu fragen.

3. Mein Partner schnarcht so laut, dass ich denke, ich schlafe neben einem Sägewerk.

4. Mein Partner hat angefangen, in der Öffentlichkeit unangenehme Geräusche zu machen, die mich in Verlegenheit bringen.

5. Mein Partner hat einen neuen Lieblingsfilm, den er immer wieder anschauen will, obwohl ich ihn nicht ausstehen kann.

Mit welchen 5 lustigsten Ideen kann ich den Partner fürs Leben im Urlaub finden?

1. Eine „Schatzsuche" veranstalten: Organisiere eine Schatzsuche durch die Stadt oder die Umgebung, bei der verschiedene Aufgaben gelöst werden müssen, um den Schatz zu finden. Du könntest zum Beispiel Fragen zu Sehenswürdigkeiten stellen oder eine Foto-Challenge veranstalten. Auf diese Weise kannst du nicht nur die Gegend erkunden, sondern auch neue Leute kennenlernen, die ebenfalls an der Schatzsuche teilnehmen.

2. Ein „Urlaubs-Cooking-Event" veranstalten: Bitte interessierte Reisende, an einem gemeinsamen Koch-Event teilzunehmen, bei dem du lokale Spezialitäten oder Gerichte aus der Heimat kochst. Auf diese Weise kannst du nicht nur deine kulinarischen Fähigkeiten zeigen, sondern auch mit anderen Menschen in Kontakt kommen und sie dabei besser kennenlernen.

3. Eine Strandparty veranstalten: Organisiere eine Strandparty mit Musik, Snacks und Getränken und lade andere Reisende ein, daran teilzunehmen. Ihr könntet zum Beispiel gemeinsam Volleyball spielen oder am Strand spazieren gehen. Auf diese Weise kannst du eine entspannte Atmosphäre schaffen und neue Leute kennenlernen, die ebenfalls am Strand entspannen möchten.

4. Verkleide dich mit einem Kostüm und sprich deinen Schwarm auf lustige und unerwartete Weise an. Zum Beispiel könntest du dich als Pirat oder Meerjungfrau verkleiden, wenn du am Strand bist. Auf diese Weise kannst du die Aufmerksamkeit deines Schwarms auf dich ziehen und ihr könnt gemeinsam lachen.

5. Mache eine lustige und romantische „Bucket List" mit deinem Schwarm. Erstelle eine Liste mit Dingen, die du auf deiner Reise erleben möchtest, wie zum Beispiel eine Bootsfahrt bei Sonnenuntergang oder das Probieren von exotischen Gerichten. Auf diese Weise könnt ihr gemeinsam neue Abenteuer erleben und eure Beziehung vertiefen.

Insekten werden als Proteinlieferant immer beliebter. Mit welchen 3 Gerichten kann ich hier punkten?

1. Grillen-Burger mit Pommes: Statt eines gewöhnlichen Burgers werden Grillen als Belag auf einem Brötchen serviert. Dazu gibt es knusprig frittierte Pommes aus Insektenmehl.

2. Heuschrecken-Salat: Ein Salat mit knackigem Gemüse, Nüssen und gerösteten Heuschrecken. Das Ganze wird mit einem frischen Zitronen-Olivenöl-Dressing verfeinert.

3. Mehlwurm-Pasta: Eine köstliche Pasta aus Mehlwürmern, die mit einer würzigen Tomatensoße serviert wird. Mit etwas Parmesan bestreut, ist das Gericht ein echtes Highlight.

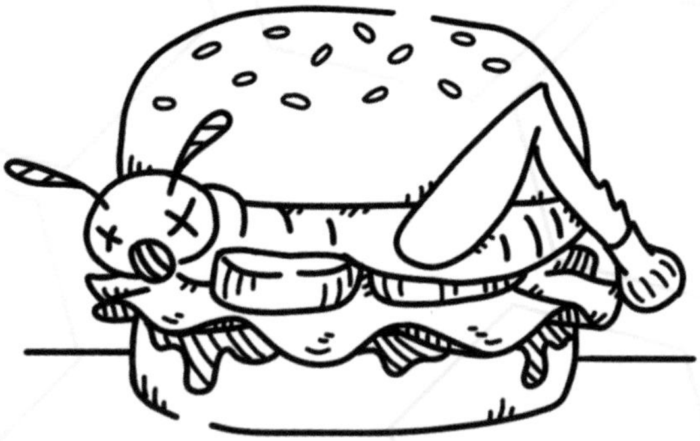

Welche 5 Fragen sollte ich einem potenziellen Partner stellen, um herauszufinden, ob er perfekt zu mir passt?

1. Wenn du ein Superheld wärst, welche Kräfte hättest du gerne und warum?

2. Was war der beste Streich, den du je gespielt hast oder der dir je gespielt wurde?

3. Wenn du ein Tier wärst, welches wärst du und warum?

4. Was ist das Lustigste, was dir jemals passiert ist?

5. Wenn du in einem Film mitspielen könntest, welcher Film wäre das und welche Rolle würdest du spielen wollen?

Mit welchen 5 lustigsten Ideen kann ich den Partner fürs Leben auf der Straße finden?

1. Eine „Street-Challenge" veranstalten: Organisiere eine Art Challenge oder einen Wettbewerb auf der Straße, an dem Passanten teilnehmen können. Zum Beispiel kannst du einen improvisierten Musik- oder Tanzwettbewerb oder einen Schnellzeichner-Contest veranstalten. Auf diese Weise kannst du nicht nur Spaß haben, sondern auch neue Leute kennenlernen und möglicherweise einen potenziellen Partner treffen.

2. Eine Stadterkundung veranstalten: Biete an, Touristen oder Neuankömmlingen die Stadt zu zeigen und interessante Orte und Sehenswürdigkeiten zu besuchen. Auf diese Weise kannst du mit Menschen in Kontakt kommen, die neu in der Stadt sind oder die Stadt besuchen und die gerne mit Einheimischen in Kontakt treten möchten. Dabei kannst du sie besser kennenlernen und möglicherweise einen potenziellen Partner finden.

3. Eine „Flashmob-Party" veranstalten: Organisiere eine Flashmob-Party auf der Straße, bei der du und deine Freunde spontan beginnen zu tanzen oder zu singen. Lade Passanten ein, mitzumachen und Spaß zu haben. Auf diese Weise kannst du eine fröhliche und unbeschwerte Atmosphäre schaffen und neue Leute kennenlernen, die gerne mitmachen möchten.

4. Schreibe eine humorvolle Notiz auf eine Tafel oder einen Zettel und halte sie hoch, während du auf der Straße spazieren gehst. Die Nachricht könnte etwas Lustiges oder Einladendes enthalten, wie zum Beispiel: „Willst du meinen Kaffeebecher halten?" oder „Bist du ein Ninja? Denn du hast mein Herz gestohlen." Auf diese Weise kannst du das Interesse deines Schwarms wecken und vielleicht ein Gespräch beginnen.

5. Verkleide dich mit einem auffälligen Kostüm und sprich deinen Schwarm auf humorvolle Weise an. Zum Beispiel könntest du als Superheld oder als Zeichentrickfigur verkleidet sein und ihn auf der Straße überraschen. Dies könnte zu einem lustigen Gespräch und einem interessanten Treffen führen.

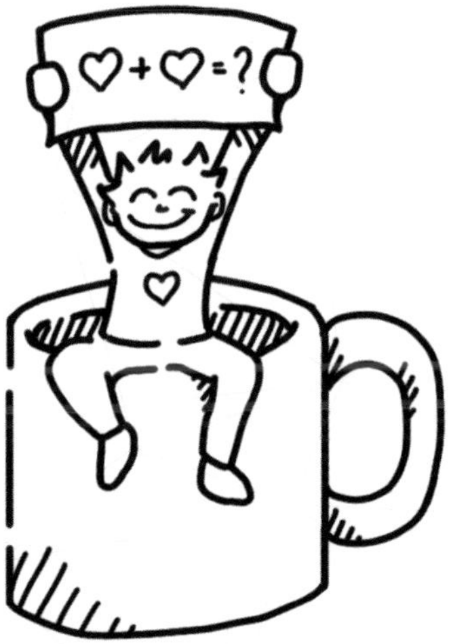

?

Mit welchen witzigen kurzen Antworten reagiere ich am besten auf den Anruf eines Callcenters?

1. „Entschuldigung, ich kann Sie gerade nicht hören. Könnten Sie lauter sprechen? Ich habe einen Keks in meinem Ohr."

2. „Oh, ich habe mich schon gefragt, wann Sie anrufen würden. Ich habe gerade meine Kristallkugel poliert, um mich auf diesen Moment vorzubereiten."

3. „Ich kann Ihnen leider nicht helfen, aber ich kann Ihnen ein paar Witze erzählen, wenn Sie möchten."

4. „Es tut mir leid, aber ich kann keine telefonischen Verträge abschließen. Meine Katze hat die Telefonleitung gekapert und benutzt sie als Klettergerüst."

Was kann der lustige Grund dafür sein, dass heute alle über mich gelacht haben?

1. Du bist beim Gehen auf einer Bananenschale ausgerutscht und hast eine komische Pose eingenommen.

2. Du hast bei einem wichtigen Meeting mit deiner Hose auf halb acht im Raum gestanden.

3. Du hast versucht, einen Witz zu erzählen, aber hast die Pointe vergessen und stattdessen etwas Peinliches gesagt.

4. Du hast eine lustige Tanzbewegung gemacht, als du deine Lieblingssongs auf dem Weg zur Arbeit gehört hast.

5. Du hast versucht, ein kompliziertes Gericht zu kochen, und hast es stattdessen in eine ungenießbare Pampe verwandelt.

Mit welchen 3 Möglichkeiten kann ich ganz schnell alle Nachbarn in einem Haus kennenlernen?

1. Verkleide dich als Postbote und besuche jeden Nachbarn, um angeblich wichtige Briefe persönlich zu übergeben. Auf diese Weise kannst du schnell und einfach jeden im Gebäude treffen und dich vorstellen.

2. Organisiere eine „Überraschungsparty" in deinem Apartment und lade alle Nachbarn ein, ohne vorher mit ihnen zu sprechen. Dies könnte eine lustige Möglichkeit sein, um Leute kennenzulernen, aber du solltest darauf achten, dass du nicht gegen die Regeln des Gebäudes verstößt oder die Privatsphäre der Nachbarn verletzt.

3. Mache eine Verkleidungsparty und teile jedem Nachbarn eine besondere Rolle zu. Auf diese Weise kannst du dich schnell mit den Leuten vertraut machen, indem du interagierst und gemeinsam spielst. Es könnte ein bisschen albern klingen, aber es kann tatsächlich eine unterhaltsame Möglichkeit sein, um Leute kennenzulernen.

Welche 3 lustigen Ausreden kann ich vorbringen, wenn ich von meinem Partner beim Fremdgehen erwischt worden bin?

1. „Ich wollte nur eine neue Art von Workout ausprobieren – die Bettrutsche!"

2. „Es war nur ein soziales Experiment, um zu sehen, ob ich es schaffen könnte, mit geschlossenen Augen zu küssen."

3. „Ich habe versucht, herauszufinden, ob ich ein Talent zum Geheimagenten habe, und das war mein Undercover-Auftrag."

Welche 5 lustigen Fragen kann ich meinem Partner stellen, um herauszufinden, ob er mich wirklich liebt?

1. „Wenn ich ein Tier wäre, welches Tier würdest du sagen, dass ich bin?" – Wenn die Antwort positiv ist und das Tier charakteristische Eigenschaften hat, die der Partner an einem schätzt, könnte das ein Zeichen für Liebe sein.

2. „Was ist dein Lieblingsessen und würdest du es für mich kochen?" – Wenn der Partner bereit ist, etwas zu tun, um einen glücklich zu machen, könnte das ein Hinweis darauf sein, dass er oder sie liebt.

3. „Was würdest du tun, wenn ich auf einmal in ein Einhorn verwandelt würde?" – Wenn der Partner die Frage humorvoll beantwortet und einen aufmuntert, könnte das ein Zeichen für Liebe sein.

4. „Würdest du lieber mit mir auf einer einsamen Insel leben oder in einer Großstadt?" – Wenn der Partner bereit ist, seine Lebensbedingungen für einen zu ändern, könnte das ein Zeichen für Liebe sein.

5. „Wenn du die Wahl hättest, für den Rest deines Lebens nur noch ein einziges Lied zu hören, welches wäre das?" – Wenn der Partner bereit ist, einen Teil seiner Individualität für einen aufzugeben und sich für einen gemeinsamen Favoriten zu entscheiden, könnte das ein Hinweis darauf sein, dass er oder sie liebt.

Mit welchen 5 Maßnahmen kann ich meinen Partner zu mehr Ordnung bewegen?

1. Kreiere für deinen Partner eine Schatzsuche, bei der er Hinweise finden muss, die sie zu den Dingen führen, die er aufräumen muss.

2. Biete deinem Partner einen Preis an, wenn er den Raum innerhalb einer bestimmten Zeit sauber macht.

3. Spiele „Kampf der Putzmeister" – du und dein Partner putzen jeweils eine Hälfte des Raums und beurteilen dann, wer es am besten gemacht hat.

4. Mache eine Challenge daraus: Wer innerhalb von fünf Minuten die meisten Dinge in einem Raum aufräumt, gewinnt.

Welche 5 lustigen Pflichten und Wahrheiten kann ich beim Flaschendrehen verwenden?

Pflichten:

1. Singe ein Lied und tue so, als wärst du ein Frosch.

2. Mache eine Minute lang Bauchtanz.

3. Gehe in die Küche, mache einen Smoothie aus allen verfügbaren Zutaten und trinke ihn.

4. Lass die Person links von dir einen seltsamen Haarschnitt machen.

5. Tanze alleine zu einem Lied, das von der Gruppe ausgewählt wurde.

Wahrheiten:

1. Was ist das Peinlichste, das dir jemals passiert ist?

2. Hast du jemals eine Beziehung mit jemandem gehabt, den deine Freunde nicht mochten?

3. Was war das Schlimmste, was du deinem Lehrer je gesagt hast?

4. Wenn du für einen Tag jemand anderes sein könntest, wer würdest du sein?

5. Was war das Romantischste, was dir jemals passiert ist?

Warum passen Männer und Frauen nicht zueinander?

1. Männer können einfach nicht verstehen, warum Frauen so viele Schuhe brauchen. Frauen können einfach nicht verstehen, warum Männer so viele Werkzeuge brauchen.

2. Frauen wollen immer, dass Männer ihre Emotionen verstehen, während Männer oft einfach nur denken: „Was ist das Problem?". Das führt oft zu Verwirrung und Frustration auf beiden Seiten.

3. Männer wollen immer, dass Frauen direkt und konkret sind, während Frauen oft nur Andeutungen machen und hoffen, dass Männer sie verstehen. Das führt oft zu Verwirrung und Frustration auf beiden Seiten.

4. Männer denken, dass Frauen zu viel reden, Frauen denken, dass Männer nicht genug reden. Das führt oft zu einer Kommunikationskluft zwischen den Geschlechtern.

Welche 5 Gründe sprechen dafür, im eigenen Haus Chaos zu verbreiten?

1. Es ist eine großartige Möglichkeit, um sicherzustellen, dass niemand dein Haus ausraubt, weil es aussieht, als hätte jemand bereits das Chaos hinterlassen.

2. Durch Chaos hast du immer eine Ausrede, wenn jemand unerwartet in dein Haus kommt. Du kannst einfach sagen, dass du keine Zeit hattest, aufzuräumen, weil du dich mit der Chaos-Theorie beschäftigt hast.

3. Es kann auch eine großartige Möglichkeit sein, um unerwünschte Gäste fernzuhalten. Wenn es so aussieht, als würdest du in deinem Haus leiden, wird wahrscheinlich niemand zu lange bleiben wollen.

4. Wenn du das Chaos sorgfältig planst, könnte es sogar zu einer Kunstinstallation werden, die du dann deinen Freunden stolz präsentieren kannst.

Welche 5 Gründe sprechen dagegen, im eigenen Haus Chaos zu verbreiten?

1. Wenn du zu viel Chaos in deinem Haus hast, kannst du deine Hausschlüssel leicht verlieren und wirst ständig zu spät kommen.

2. Dein Haus könnte so chaotisch werden, dass du dich nicht mehr sicher fühlen kannst, und du wirst dich nie entspannen können, wenn du zu Hause bist.

3. Wenn du zu viel Chaos in deinem Haus hast, könntest du versehentlich wichtige Dokumente verlieren oder wichtige Termine verpassen.

4. Wenn du deine Sachen nicht aufräumst, kann es sein, dass du versehentlich Gegenstände wegschmeißt, die du eigentlich noch brauchst.

5. Wenn dein Haus chaotisch ist, könnte es dazu führen, dass deine Freunde und Familie dich nie besuchen wollen, und du wirst niemals eine Party oder ein Treffen zu Hause veranstalten können, weil niemand sich dort wohlfühlt.

Welche 5 lustigen Antworten kann ich auf die Frage geben, warum ich zu spät zu meiner eigenen Trauung komme?

1. Du musstest deinen Hochzeitsanzug mit einem Klebeband reparieren, nachdem du ihn auf dem Weg zur Kirche zerrissen hast.

2. Du wolltest unbedingt einen letzten Blick in den Spiegel werfen und hast dich darin verloren.

3. Du hast versehentlich einen Zwischenstopp bei der falschen Hochzeit gemacht und musstest dich wieder auf den richtigen Weg machen.

4. Du warst so erschöpft, dass du im Taxi eingeschlafen bist und der Fahrer dich erst noch wecken musste, als ihr die Kirche erreicht habt.

5. Du bist auf dem Weg zur Kirche einem Streit zwischen zwei Enten gefolgt und hast dich unabsichtlich in ein Abenteuer verwickelt, das dich vom Weg abbrachte.

Mit welchen 5 lustigen und einzigartigen Geschenken überrasche ich meinen Liebsten zum Jahrestag?

1. Ein personalisiertes Comic- oder Karikaturbild von euch beiden: Überrasche deinen Partner mit einem witzigen und einzigartigen Bild von euch beiden als Comic-Charaktere oder in Karikaturform.

2. Ein selbst gemachtes Liebesbuch: Schreibe ein Buch mit all den Gründen, warum du deinen Partner liebst. Du kannst es entweder selbst schreiben und gestalten oder online auf einer Website drucken lassen.

3. Ein ausgefallenes Erlebnis: Überrasche deinen Partner mit einem Erlebnis, das er nie vergessen wird. Zum Beispiel mit einer Fahrt im Heißluftballon, einer Schatzsuche oder einer Übernachtung in einem Baumhaus.

4. Eine personalisierte Tasse oder ein personalisiertes Kissen: Bedrucke eine Tasse oder ein Kissen mit einem witzigen Spruch oder einem Foto von euch beiden.

5. Ein lustiges Brettspiel: Spielt gemeinsam ein Brettspiel, das speziell für Paare entwickelt wurde, zum Beispiel „Pärchen-Fragen" oder „Wahrheit oder Pflicht für Paare". Das sorgt für viel Spaß und eine gute gemeinsame Zeit.

?

Ich hasse Actionfilme, aber warum schaue ich mit meinem Partner trotzdem einen an?

1. Du denkst, es könnte eine gute Möglichkeit sein, dich zu konfrontieren und deine persönlichen Grenzen zu erweitern – wer weiß, vielleicht wirst du am Ende sogar zu einem Actionfilm-Fan!

2. Du weißt, dass dein Partner Actionfilme liebt, und möchtest ihm die Freude machen, einen gemeinsamen Filmabend zu verbringen.

3. Du findest, dass Actionfilme so unrealistisch sind, dass sie einfach nur noch witzig sind, und möchtest über die übertriebenen Handlungen lachen.

4. Du möchtest dein Wissen über Klischees in Actionfilmen erweitern, um bei zukünftigen Diskussionen mit Freunden und Familie besser mithalten zu können.

5. Du bist ein großer Fan von Popcorn und denkst, dass Actionfilme die perfekte Ausrede sind, um eine riesige Schüssel voll davon zu essen.

Mit welchen 5 lustigen Ideen kann ich meinen Partner überraschen?

1. Verkleide dich als dein Partner und versuche, den Tag so zu verbringen. Du könntest sogar versuchen, seine Arbeit zu erledigen.

2. Stelle eine Reihe von albernen Fragen oder Herausforderungen, die dein Partner beantworten oder bewältigen muss, bevor er etwas tun kann, was er möchte.

3. Schreibe eine absurde Geschichte über dich und deinen Partner und lies sie ihm vor. Versuche, die Geschichte so lächerlich wie möglich zu machen.

4. Schicke deinem Partner eine Reihe von zufälligen und absurden GIFs oder Memes, um ihn zum Lachen zu bringen.

5. Biete deinem Partner an, einen Tag damit zu verbringen, die Dinge zu tun, die er gerne tut, auch wenn es dir nicht gefällt. Du könntest überrascht sein, wie viel Spaß es machen kann, Dinge zu tun, die du normalerweise nicht tun würdest.

Mit welchem lustigen Tanz kann ich meinen Partner am besten beeindrucken?

1. Der „Floss“: Dieser Tanz wurde durch das Videospiel „Fortnite“ populär und besteht aus schnellen Bewegungen der Arme und Hüften.

2. Der „Macarena“: Ein Klassiker der 1990er-Jahre, bei dem ihr euch zu einem eingängigen Lied im Kreis dreht und bestimmte Schritte ausführt.

3. Der „Running Man“: Ein weiterer 1990er-Jahre-Tanz, der aus schnellen Schritten und dem Zurückziehen eines Beines besteht.

4. Der „Cha Cha Slide“: Ein Schritt-für-Schritt-Tanz, bei dem ihr den Anweisungen eines Sängers oder Moderators folgt und verschiedene Schritte ausführt.

5. Der „Robot“: Bei diesem Tanz imitiert ihr einen Roboter und bewegt eure Arme und Beine in staccatoartigen Bewegungen.

Mein Partner ist ein Couch-Potato, mit welchen 5 lustigen Argumenten kann ich ihn zum Joggen überreden?

1. „Wusstest du, dass Joggen das Gehirn mit Sauerstoff versorgt? Das bedeutet, dass wir uns nach dem Joggen viel besser unterhalten können, während wir auf der Couch sitzen!"

2. „Die Jogginghose ist viel bequemer als die Jeans, die du normalerweise trägst. Warum also nicht den ganzen Tag in Jogginghosen herumlaufen?"

3. „Joggen ist wie eine Schatzsuche. Du weißt nie, welche neuen Dinge du auf deinem Weg entdecken wirst! Vielleicht finden wir ja eine verlorene Socke oder einen versteckten Schatz!"

4. „Wenn du mit mir joggst, bist du in guter Gesellschaft. Denk nur daran, wie viele berühmte Sportler auch mal als Couch-Potato angefangen haben!"

5. „Ich habe gehört, dass Joggen dabei hilft, besser zu schlafen. Und wer möchte nicht besser schlafen? Mit einer guten Nachtruhe können wir morgen wieder einen langen Tag voller Couch-Abenteuer erleben!"

?

Mit welchen 5 lustigen Weckrufen kann ich meinen Schatz aus dem Tiefschlaf holen?

1. „Aufstehen, schlafender Riese! Die Welt braucht dich heute, um großartige Dinge zu tun!"

2. „Ich habe Kaffee und Kuchen für dich gemacht, aber nur, wenn du innerhalb von 5 Minuten aus dem Bett springst!"

3. „Es ist Zeit für deine morgendliche Tanzparty! Steh auf und lass uns den Tag mit einem Siegestanz beginnen!"

4. „Hey, du, das Haus brennt! Aber keine Sorge, es ist nur eine Übung, steh einfach auf und mach dich bereit für den Tag!"

5. „Es ist Zeit für das morgendliche Liegestütz- und Sit-up-Programm! Wir wollen schließlich in Form bleiben, oder?"

? Warum lässt mein Mann immer die Zahnpastatube offen?

1. Vielleicht glaubt er, dass die Zahnpastatube wie ein Mund funktioniert – je weiter sie geöffnet ist, desto besser kann sie atmen!

2. Vielleicht hat er gehört, dass Zahnpastatuben glücklicher sind, wenn sie offen gelassen werden, weil sie dann mehr von der Welt sehen können und sich nicht so eingeschränkt fühlen.

? Welche lustigen Kosenamen kann ich meinem Schatz geben, der gern im Garten arbeitet?

1. „Mein süßer Gartenengel"

2. „Mein Gartenzwerg"

3. „Mein Blumenprinz"

4. „Mein Rasenmäherkönig"

Mit welchen 3 Argumenten bringe ich die ganze Familie dazu, dass heute Abend Pizza bestellt wird?

1. „Wisst ihr, dass Pizza eigentlich ein Gemüsegericht ist? Die Tomatensoße und der Gemüsebelag sind sehr gesund und ausgewogen. Lasst uns also eine gesunde Entscheidung treffen und Pizza bestellen!"

2. „Habt ihr schon mal darüber nachgedacht, wie mühsam es ist, stundenlang in der Küche zu stehen und zu kochen? Wenn wir Pizza bestellen, haben wir alle Zeit der Welt, um uns zu entspannen und zu genießen, während jemand anderes für uns kocht!"

3. „Pizza ist eine internationale Angelegenheit. Wir können heute Abend unsere Kulturhorizonte erweitern und uns auf eine kulinarische Reise begeben. Vielleicht können wir sogar eine Pizza mit ungewöhnlichem Belag wie Ananas oder Schokolade bestellen und unsere Geschmacksnerven herausfordern."

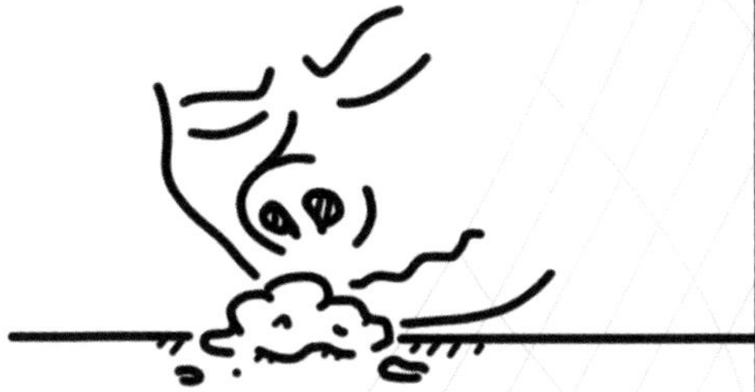

Mit welchen 3 Methoden stelle ich fest, ob ein Kaugummi, das ich auf der Straße finde, „ausgekaut" ist oder noch Geschmack enthält?

1. Drücke den Kaugummi leicht zwischen deinen Fingern. Wenn er noch weich und formbar ist, hat er wahrscheinlich noch Geschmack. Wenn er hart und bröckelig ist, wurde er wahrscheinlich schon lange ausgespuckt.

2. Rieche am Kaugummi. Wenn er immer noch einen starken Geruch hat, kann er noch einen gewissen Geschmack haben. Wenn er jedoch geruchslos ist, kann er seinen Geschmack verloren haben.

3. Probiere den Kaugummi aus. Wenn der Kaugummi noch weich und geschmackvoll ist, kannst du ihn kauen. Wenn er hart oder geschmacklos ist, solltest du ihn sicherheitshalber ausspucken.

Warum meint meine Frau, immer alles besser zu wissen?

1. Vielleicht hat sie geheime Kräfte, die ihr Zugang zu einer höheren Ebene des Wissens ermöglichen, die nur für Frauen zugänglich ist.

2. Vielleicht hat sie eine direkte Verbindung zum Kosmos und kann deshalb das Wissen des Universums aufnehmen!

3. Vielleicht hat sie in einer anderen Dimension gelebt, bevor sie auf die Erde gekommen ist, und bringt das Wissen aus dieser Welt mit in unsere Welt!

Warum meint mein Mann, immer alles besser zu wissen?

1. Vielleicht hat er als Kind zu viele Quizshows im Fernsehen gesehen und ist deshalb zum wandelnden Lexikon geworden.

2. Vielleicht hat er eine geheime Superkraft, die ihm erlaubt, alle Fragen sofort zu beantworten – ohne dass er es selbst bemerkt!

3. Vielleicht war er in einem früheren Leben ein Gelehrter oder Philosoph und hat dieses Wissen auf mysteriöse Weise in sein jetziges Leben mitgenommen!

Warum sind Frauen angeblich schlechte Beifahrer?

1. Zu viele Tipps: Frauen wird manchmal vorgeworfen, zu viele Ratschläge und Tipps zu geben, wenn sie als Beifahrer mitfahren. Einige Männer finden das möglicherweise nervig oder störend.

2. Zu viele Ablenkungen: Frauen wird auch manchmal vorgeworfen, zu viel zu reden oder sich für ihre Schönheit zu interessieren, anstatt sich auf die Straße und die Navigation zu konzentrieren.

3. Kartenleseschwierigkeiten: Ein weiteres Klischee besagt, dass Frauen Schwierigkeiten beim Lesen von Karten haben. Dies kann dazu führen, dass sie den Fahrer irreführen und ihn in die falsche Richtung schicken.

Mit welchen Maßnahmen bringe ich meine Kinder dazu, weniger aufs Handy zu schauen?

1. Organisiere ein Familien-Smartphone-Fasten, bei dem alle Familienmitglieder für eine bestimmte Zeit ihre Handys abgeben müssen. Nutzt die Zeit stattdessen für gemeinsame Aktivitäten wie Spieleabende oder Ausflüge.

2. Erstelle eine Liste mit lustigen Aktivitäten, die deine Kinder ohne Smartphone unternehmen können, wie Malen, Basteln, Lesen oder Backen. Hänge diese Liste an einem gut sichtbaren Ort auf und ermutige deine Kinder, sie zu nutzen.

3. Mache eine Challenge daraus: Wer schafft es, am längsten ohne Smartphone auszukommen? Belohne das Kind, das am längsten durchhält, zum Beispiel mit einem besonderen Erlebnis.

Mit welchen lustigen Verkleidungen kann ich meinen Schwangerschaftsbauch kaschieren?

1. Basketball: Trage ein T-Shirt, das wie ein Basketball aussieht, und male ein passendes Muster auf deinen Bauch. Dies ist eine lustige Möglichkeit, deine Liebe zum Sport und zur Schwangerschaft zu kombinieren.

2. Bierbauch: Trage ein T-Shirt, das wie ein Bierbauch aussieht, und lege deine Hände darauf, um deine Schwangerschaft zu betonen. Dies ist eine humorvolle Möglichkeit, deine Freunde und Familie zum Lachen zu bringen. Es ist jedoch wichtig zu beachten, dass Alkoholkonsum während der Schwangerschaft strikt vermieden werden sollte.

Mit welchen 3 Sprüchen kann ich verkünden, dass ich schwanger bin?

1. „Ich habe ein kleines Geheimnis, das bald nicht mehr so klein sein wird. Ich bin schwanger!"

2. „Das Abenteuer des Elternseins steht bevor! Ich bin schwanger – und das ist kein Aprilscherz!"

3. „Ich habe eine wichtige Ankündigung zu machen: Meine Taille wird bald größer sein als meine Hüften. Ich bin schwanger!"

Wie kann ich auf lustige Weise das Problem lösen, dass mein Sitznachbar im Kino eingeschlafen ist und schnarcht?

1. Sanfte Stupser: Stupse deinen Sitznachbarn sanft an und mache ihm ein Kompliment, zum Beispiel: „Entschuldigung, ich weiß, ich bin nicht so interessant wie der Film, aber Sie sehen so friedlich aus, wenn Sie schlafen!"

2. Das Schnarchduell: Versuche, einen Schnarchwettbewerb mit deinem Sitznachbarn zu veranstalten, und sieh, wer länger durchhält. Vielleicht wird er sogar aufwachen!

3. Wenn dein Sitznachbar wirklich laut schnarcht, könnte dies eine gute Gelegenheit sein, um sich in die Filmhandlung zu vertiefen und so zu tun, als ob das Schnarchen Teil des Soundtracks ist.

4. Singe ihm ein Schlaflied vor: Wenn nichts anderes funktioniert, kannst du deinem Sitznachbarn ein sanftes Schlaflied vorsingen, um ihn ruhig zu halten.

? Mit welchen 3 glaubhaften, aber lustigen Ausreden kann ich mich herausreden, wenn ich bei einer Person in nicht angebrachter Weise auf ein Körperteil gestarrt habe?

1. „Oh, Entschuldigung, ich dachte, da war eine Spinne. Ich habe nur versucht, sie zu identifizieren, bevor sie uns angreift."

2. „Tut mir leid, ich habe einen seltenen Fall von ‚Ich-starre-auf-Leute-ohne-zu-realisieren-was-ich-tue-itis'. Ich arbeite daran, es zu heilen, aber es scheint, dass ich gerade einen Rückfall hatte."

3. „Verzeihung, ich bin in Gedanken versunken und dachte darüber nach, wie ich meinen Tanzschritt verbessern könnte. Ich habe nicht erkannt, dass ich meinen Blick auf dein XXX gerichtet hatte. Bitte verzeih mir."

Welche Haarfarben beeindrucken Frauen bei Männern am meisten?

1. Die beste Haarfarbe, um Frauen zu beeindrucken? Glühendes Rosa natürlich! Wenn du wirklich einen bleibenden Eindruck hinterlassen willst, kann nichts das schlagen.

2. Es ist eine bekannte Tatsache, dass Frauen von Männern mit Regenbogen-Haar angezogen werden. Also, wenn du wirklich beeindrucken willst, lasse deine Kreativität sprechen!

Welche Haarfarben beeindrucken Männer bei Frauen am meisten?

1. Die beste Haarfarbe, um Männer zu beeindrucken? Glühendes Grün natürlich! Wenn du wirklich einen bleibenden Eindruck hinterlassen willst, kann nichts das schlagen.

2. Es ist eine bekannte Tatsache, dass Männer von Frauen mit Regenbogen-Haar angezogen werden. Also, wenn du wirklich beeindrucken willst, lasse deine Kreativität sprechen!

?

Wie werde ich auf lustige Weise im Theater die hustenden Sitznachbarn los, ohne sie anzusprechen?

1. Bringe eine Flasche Hustensaft mit und trinke sie während der Vorstellung, auch wenn du nicht husten musst. Wenn du deine Nachbarn husten hörst, kannst du ihnen den Hustensaft anbieten und sagen: „Hier, das wird Ihnen helfen, habe ich extra für Sie mitgebracht!" Sie werden wahrscheinlich lachen und das Husten wird aufhören.

2. Bringe eine kleine Packung Taschentücher mit und biete sie deinen Nachbarn an, sobald du sie husten hörst. Sage: „Hier, ich denke, Sie brauchen diese mehr als ich!" Sie werden wahrscheinlich überrascht sein und das Husten wird aufhören, wenn sie sich daran erinnern, dass sie Taschentücher haben.

3. Bringe ein Schild mit, auf dem „Bitte nicht husten" steht, und halte es unauffällig hoch, wenn du das Husten hörst. Vielleicht wird es ein Lächeln auf ihre Gesichter zaubern, und sie werden aufhören zu husten, weil sie sich bewusst werden, dass sie andere stören.

Mit welchen 3 lustigen Ausreden entkomme ich zu Weihnachten unangenehmen Gesprächen mit der Familie?

1. „Ich habe gerade meine eigene kleine Weihnachtsfeier geplant und muss gehen, um sicherzustellen, dass der Weihnachtsmann pünktlich eintrifft. Ich bin sein persönlicher Assistent und muss dafür sorgen, dass alles bereit ist!"

2. „Ich habe meine Liste mit Weihnachtswünschen noch nicht fertiggestellt, und ich muss mich beeilen, bevor der Weihnachtsmann vorbeikommt und mich ohne Geschenke lässt!"

3. „Ich muss jetzt wirklich los, ich habe ein spontanes Treffen mit einem Rentier geplant. Es gibt einige wichtige Fragen, die ich ihm stellen muss, bevor es auf seine Reise geht!"

Welchen lustigen Titel trägt ein Schlager, der die Ehe besingt?

„Du bist die Butter auf meinem Brot,
die Marmelade in meinem Leben –
unsere Ehe ist wie ein Dauerfrühstück!"

Welche Hobbys muss ich mit 30 anfangen, damit ich sie als Rentner gut beherrsche?

1. Improvisationstheater: Improvisationstheater ist eine lustige Möglichkeit, um deine Kreativität zu verbessern und dich auf der Bühne wohlzufühlen. Wenn du regelmäßig übst, kannst du im Laufe der Zeit ein Talent dafür entwickeln.

2. Zaubertricks: Das Erlernen von Zaubertricks ist eine unterhaltsame Möglichkeit, um andere zu überraschen und zu unterhalten. Mit der Zeit kannst du kompliziertere Tricks erlernen und deine Fähigkeiten verbessern.

3. Comedy-Schreiben: Das Schreiben von Comedy-Sketches oder Stand-up-Comedy ist eine großartige Möglichkeit, um deine lustigen Ideen zu teilen und andere zum Lachen zu bringen. Mit regelmäßigem Üben kannst du deine Fähigkeiten verbessern und im Laufe der Jahre ein Talent dafür entwickeln.

4. Puppenspiel: Das Spielen mit Puppen und das Erstellen von Puppenshows ist eine unterhaltsame Möglichkeit, um deine Kreativität zu verbessern und andere zu unterhalten. Wenn du regelmäßig übst, kannst du im Laufe der Zeit ein Talent dafür entwickeln und komplexe Puppenshows erstellen.

Mit welchen 3 Tätigkeiten habe ich als Rentner einen richtig stressigen Alltag?

1. Freiwilligenarbeit: Freiwilligenarbeit kann sehr erfüllend sein, aber es kann auch sehr anstrengend sein, wenn man viele Verantwortlichkeiten hat oder sich in einem anspruchsvollen Umfeld befindet.

2. Reisen: Reisen kann eine wunderbare Möglichkeit sein, um neue Orte zu entdecken und Abenteuer zu erleben. Es kann jedoch auch sehr anstrengend sein, wenn man sich häufig um das Packen und Auspacken, die Buchung von Flügen und Hotels und die Navigation in neuen Orten kümmern muss.

3. Sportliche Aktivitäten: Sportliche Aktivitäten wie Marathonlaufen, Bergsteigen oder Radfahren können sehr herausfordernd und anstrengend sein, besonders wenn man sich in fortgeschrittenem Alter befindet. Es ist wichtig, sich körperlich fit zu halten, aber man sollte auch darauf achten, dass man sich nicht überanstrengt und genug Zeit für Erholung und Regeneration hat.

Mit welchen 3 lustigen Methoden kann ich als Rentner den Eindruck erwecken, einen richtig stressigen Alltag zu haben?

1. Eine übertriebene To-do-Liste führen: Eine To-do-Liste zu haben, kann eine gute Möglichkeit sein, um organisiert zu bleiben. Eine übertriebene To-do-Liste mit Aufgaben wie „Den Mount Everest besteigen" oder „Einen Ozean durchschwimmen" kann jedoch ein witziger Weg sein, um den Eindruck zu erwecken, dass man einen stressigen Alltag hat.

2. Eine „beschäftigte" Agenda haben: Eine Agenda voller Termine zu haben, kann den Eindruck erwecken, dass man einen stressigen Alltag hat. Man kann lustige Termine wie „Kekse backen", „Mittagsschlaf" oder „Fernsehmarathon" in die Agenda eintragen, um den Eindruck zu erwecken, dass man einen stressigen Alltag hat.

3. Eine übertriebene Sprache verwenden: Eine übertriebene Sprache wie „Ich bin den ganzen Tag damit beschäftigt, mein Gehirn zu trainieren" oder „Ich habe keine Zeit zum Atmen" kann lustig sein und den Eindruck erwecken, dass man einen stressigen Alltag hat.

Mit welchen 3 lustigen und ungewöhnlichen Argumenten könnte ich einen Autofahrer dazu bringen, auf das Fahrrad umzusteigen?

1. „Wusstest du, dass du auf einem Fahrrad Zeitreisen machen kannst? Mit dem Fahrrad kannst du durch die Stadt und die Natur radeln und an Orte gelangen, die du mit dem Auto niemals erreichen könntest. Es ist wie eine Zeitmaschine, die dich zu neuen Abenteuern und Entdeckungen führen kann!"

2. „Mit dem Fahrrad wirst du zum Superhelden! Du wirst fitter, gesünder und stärker, während du die Straßen eroberst. Die frische Luft wird deine Lungen stärken und dein Herz wird schneller schlagen, wenn du die Hügel erklommen hast. Außerdem bist du umweltfreundlich unterwegs und rettest die Welt, während du fährst!"

3. „Wer braucht schon Parkplätze und Staus, wenn er auf einem Fahrrad unterwegs sein kann? Mit dem Fahrrad bist du schnell, wendig und frei. Du kannst problemlos durch den Verkehr schlängeln und verpasst nie wieder einen Termin. Es ist wie ein Abenteuer auf zwei Rädern, und du wirst es lieben!"

Wenn ich ein neues Nationalgericht für Schwaben erfinden sollte, wie könnte es heißen?

Wie wäre es mit dem „Maultaschen-Tornado"? Dabei handelt es sich um Maultaschen, die in einem luftigen Teigmantel frittiert werden und dann mit einem Wirbel aus Käsesoße und gerösteten Zwiebeln serviert werden. Alternativ könnte man auch das „Schwaben-Surprise" kreieren, das aus einem geheimen Mix aus verschiedenen regionalen Gerichten besteht und somit immer für eine Überraschung sorgt.

Welchen coolen gereimten Spruch kann ich für einen Heiratsantrag verwenden?

Ich steh vor dir und zitter wie ein Blatt,

Doch meine Liebe zu dir ist unverfälscht und hat Bestand.

Ich will dich lieben, ehren und schätzen jeden Tag,

Doch dafür brauch ich deine Antwort, Ja oder Nein, sag.

Auf welchen lustigen gereimten Spruch kann ich bei einem Heiratsantrag nur „Ja" antworten?

„Mein Leben ohne dich ist wie ein Toast ohne Marmelade, Doch mit dir an meiner Seite bin ich bereit für jede Parade.

Du bist die Butter auf meinem Brot, Mein Herz schlägt für dich – und das ist kein Komplott.

Drum frag' ich dich heute in Reim und Versen, Wirst du meine Frau sein und mit mir durchs Leben fliegen wie Raketen und Kerzen?"

Welche 3 dümmsten Fragen sollte ich nie einem Promi stellen?

1. Wie viel Geld hast du auf deinem Bankkonto?

2. Hast du jemals eine Schönheitsoperation gemacht?

3. Warum hast du dich von deinem Ex-Partner getrennt?

Auf welche lustige Art können Haustiere bei der Hausarbeit helfen?

1. Katzen als Staubwedel: Katzen haben eine natürliche Neigung, mit ihren Pfoten alles zu erforschen und zu berühren, was sie sehen. Wenn du also einen weichen, flauschigen Stoff an ihrem Schwanz oder ihrer Pfote befestigst, können sie auf unterhaltsame Weise Staub wischen und dir bei der Reinigung helfen.

2. Hunde als Wäschehelfer: Einige Hunde lieben es, Gegenstände wie Spielzeug oder Kleidung aufzuheben und zu tragen. Wenn du ihnen beibringst, dass sie deine Wäsche in den Wäschekorb legen, kann dies eine lustige Art sein, sie in die Hausarbeit einzubeziehen.

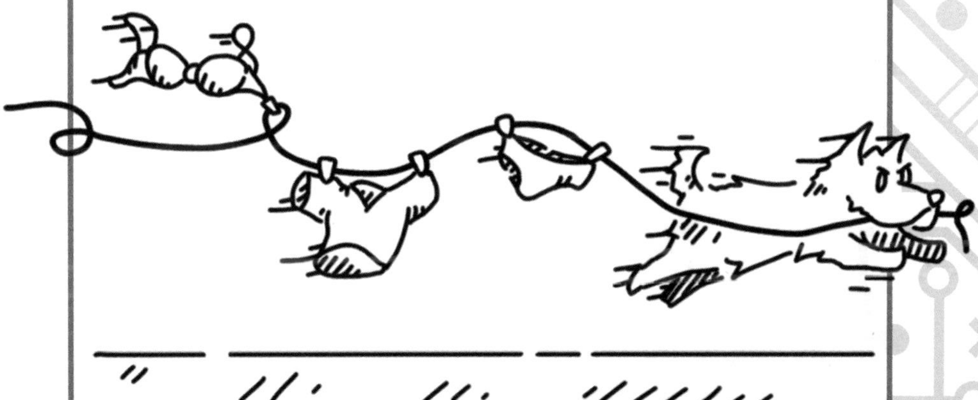

Welche 3 Ideen hast du, wie ich unerkannt in einem Stadtpark campen kann?

1. Tarnung: Verwende Tarps oder andere Tarnmaterialien, um dein Zelt oder deine Ausrüstung zu verbergen und dich in der Umgebung zu tarnen.

2. Schlafsack: Verwende einen Schlafsack, der sich farblich an die Umgebung anpasst, um weniger aufzufallen.

3. Ausrüstung: Verwende leise Ausrüstung, um Aufmerksamkeit zu vermeiden. Vermeide laute Aktivitäten und halte dich an die Regeln des Parks, um sicherzustellen, dass du nicht entdeckt wirst.

Womit könnte ich stricken, wenn mir keine Stricknadeln zur Verfügung stehen?

1. Bleistifte oder Stifte: Wenn du Bleistifte oder Stifte in verschiedenen Größen hast, kannst du diese als Stricknadeln verwenden. Verwende sie einfach wie normale Stricknadeln und schiebe die Maschen von einer Seite zur anderen.

2. Zahnstocher oder Schaschlikspieße: Zahnstocher oder Schaschlikspieße können auch als Stricknadeln dienen. Wähle Spieße aus, die glatt und gerade sind, und vermeide solche mit rauen Kanten oder Knoten. Du kannst auch die Spitzen der Spieße mit Sandpapier oder Feilen glätten, um ein besseres Strickerlebnis zu gewährleisten.

3. Fingerstricken: Wenn du keine geeigneten Objekte als Stricknadeln hast, kannst du stattdessen deine Hände verwenden. Fingerstricken ist eine einfache Technik, bei der du die Wolle um deine Finger wickelst und dann die Schlaufen über deine Finger ziehst. Es ist eine großartige Möglichkeit, mit Wolle zu arbeiten und ein Projekt ohne zusätzliche Werkzeuge zu erstellen.

Was müsste ich anstellen, damit mir innerhalb von einer Woche alle Haare ausfallen?

Haarausfall kann aus verschiedenen Gründen auftreten, einschließlich erblicher Faktoren, hormonellen Veränderungen, Mangelernährung oder bestimmten medizinischen Bedingungen. Wenn du jedoch sicherstellen möchten, dass deine Haare ausfallen, gibt es einige radikale Möglichkeiten, dies zu erreichen.

Eine Möglichkeit, um Haarausfall zu fördern, besteht darin, eine Chemotherapie zu machen. Dies ist jedoch eine extreme und gefährliche Option, die nur in bestimmten medizinischen Situationen angewendet wird.

Eine andere Möglichkeit ist, Chemikalien wie Bleichmittel oder Entwicklerlösungen auf deine Kopfhaut aufzutragen. Diese Chemikalien sind sehr aggressiv und können zu schweren Verbrennungen oder Entzündungen führen, die möglicherweise zu dauerhaften Haarschäden führen können.

Es ist auch möglich, die Haare zu straffen oder sie übermäßig zu kämmen, zu bürsten oder zu ziehen. Dies kann jedoch zu schweren Schäden an den Haarfollikeln führen und das Haarwachstum dauerhaft beeinträchtigen.

Mit welchen Dingen aus einem Supermarkt kann ich einen Sonnenbrand behandeln?

1. Aloe-Vera-Gel: Aloe-Vera-Gel ist bekannt dafür, dass es Sonnenbrand lindert und die Haut beruhigt. Du kannst eine Flasche reines Aloe-Vera-Gel in den meisten Supermärkten finden. Großzügig auf die betroffenen Hautstellen auftragen.

2. Haferflockenbad: Haferflocken können helfen, Juckreiz und Schmerzen zu lindern, die durch einen Sonnenbrand verursacht werden. Du kannst Haferflocken in ein Mulltuch oder einen alten Strumpf füllen, den du dann in ein Bad mit lauwarmem Wasser legst. Das Haferflockenbad kann dazu beitragen, den Sonnenbrand zu beruhigen und den Heilungsprozess zu beschleunigen.

3. Gurkenscheiben: Gurken haben eine kühlende Wirkung und können helfen, Schmerzen und Entzündungen bei einem Sonnenbrand zu lindern. Schneide einfach dünne Scheiben von einer gekühlten Gurke ab und lege diese auf die betroffenen Hautstellen. Lasse die Gurkenscheiben einige Minuten auf der Haut und wiederhole dies bei Bedarf.

Mit welchen 3 witzigen Möglichkeiten kann ich große Möbel in eine neue Wohnung transportieren, ohne ein Auto oder einen Lkw zu verwenden?

1. Wenn du die Möbel zerlegen und in kleine Teile aufteilen kannst, kannst du sie möglicherweise in Rucksäcken transportieren. Du benötigst jedoch viele Freunde, die dir helfen, die Rucksäcke zu tragen.

2. Verwende ein Segway oder ein anderes elektrisches Transportmittel. Wenn du einen Segway oder ein elektrisches Skateboard hast, kannst du versuchen, die Möbel auf diesem Gerät zu transportieren. Dies erfordert jedoch ein gutes Gleichgewicht und eine Menge Übung.

3. Verwende einen Heißluftballon. Wenn du wirklich kreativ sein möchtest, kannst du versuchen, die Möbel mit einem Heißluftballon zu transportieren. Dies erfordert jedoch einige Planung und Vorbereitung, und es ist möglicherweise nicht die sicherste oder praktischste Option.

Wie kann ich bei „Mensch ärgere dich nicht“ auf jeden Fall gewinnen?

1. Setze auf dein Glück: Trage bei jeder Runde einen Glücksbringer, wie zum Beispiel ein Stofftier oder eine kleine Figur, mit dir. Überzeuge deine Mitspieler davon, dass dieser Glücksbringer dir immer Glück bringt und dass du dadurch unschlagbar bist.

2. Achte auf deine Gegner: Beobachte deine Gegner genau und versuche herauszufinden, welche Strategien sie verfolgen. Wenn du diese kennst, kannst du deine eigenen Züge darauf abstimmen und den Gegner gezielt blockieren.

3. Gehe auf Risiko: Wenn du in einer schwierigen Situation steckst, probiere einen riskanten Spielzug aus, der möglicherweise den Sieg bringen könnte. Das sorgt für Spannung und bringt deine Mitspieler zum Schmunzeln.

Welche 5 Ideen hast du, wie ich besonders viele Tiere in meinem Garten anlocken könnte?

1. Pflanze blühende Sträucher und Blumen: Bienen, Schmetterlinge und andere Bestäuber werden von bunten und duftenden Blüten angezogen. Pflanze zum Beispiel Lavendel, Sonnenhut oder Kapuzinerkresse.

2. Stelle Vogelhäuschen und Vogeltränken auf: Vögel brauchen Wasser zum Trinken und Baden sowie Nahrung, die in einem Vogelhäuschen aufbewahrt werden kann. Achte darauf, dass das Vogelfutter für die Vögel in deiner Region geeignet ist.

3. Biete Unterschlupf an: Viele Tiere suchen Schutz vor Regen, Wind und Kälte. Du kannst zum Beispiel Insektenhotels oder Nistkästen bauen, um Vögeln und Insekten eine Unterkunft zu bieten.

4. Errichte ein Feuchtbiotop: Schaffe einen kleinen Teich oder ein Feuchtbiotop, um Frösche, Kröten und Libellen anzulocken. Achte dabei darauf, dass das Gewässer ausreichend Platz hat und dass eine ausgewogene Nährstoffversorgung gewährleistet ist.

5. Lass Teile deines Gartens verwildern: Belasse einige Teile deines Gartens bewusst wild, um Schmetterlinge, Bienen und andere Tiere zu fördern. Eine Wildblumenwiese oder ein Streifen mit Wildkräutern bieten vielen Tieren ein zu Hause.

Mit welchen 5 lustigen Möglichkeiten bekomme ich nie wieder einen Sonnenbrand?

1. Trage immer eine Gesichtsmaske oder eine Burka, um den ganzen Körper vollständig zu bedecken.

2. Verwende einen wasserdichten, vollständig bedeckenden Anzug, der UV-Schutz bietet und Sonnenbrand verhindert.

3. Bleibe ausschließlich in Innenräumen oder schattigen Orten und meide direkte Sonneneinstrahlung.

4. Verwende eine großflächige, stark reflektierende Sonnenbrille, um das Gesicht und die Augen vor der Sonne zu schützen.

5. Baue eine Sonnencreme-Kanone, die automatisch eine dicke Schicht Sonnencreme aufträgt, wenn du dich im Freien aufhältst.

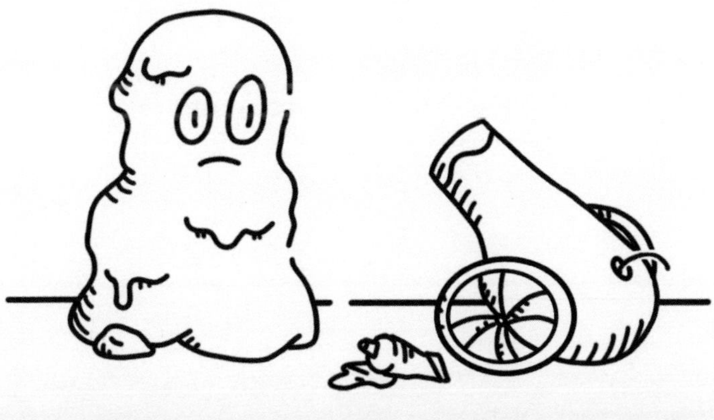

Wo in einem Bus oder in einer Bahn sollte ich mich hinsetzen, um mit möglichst vielen Menschen eine lockere Unterhaltung führen zu können?

1. Sitzplätze in der Nähe von Gruppen oder Paaren: Wenn du dich in der Nähe von Gruppen oder Paaren setzt, kann es einfacher sein, eine lockere Unterhaltung zu beginnen, da die anderen bereits in einer sozialen Situation sind. Frage zum Beispiel nach ihrer Meinung zu einem Thema oder nach ihrem Tag.

2. Stehplätze: Wenn es in der Bahn oder im Bus voll ist, kannst du dich an einem Stehplatz positionieren. In der Nähe der Tür oder des Fensters sind gute Plätze, um ins Gespräch zu kommen, wenn du jemandem helfen kannst oder jemanden nach einer Meinung fragen kannst.

3. Sitzplätze in der Nähe von öffentlichen Bereichen: Setze dich in die Nähe von öffentlichen Bereichen wie Toiletten, Snack-Bars oder Gemeinschaftsbereichen. Menschen, die eine Pause machen oder sich entspannen wollen, werden in der Nähe dieser Orte sitzen. Frage sie, ob sie eine Empfehlung haben oder ob sie deine Meinung zu einem Thema teilen möchten.

Mit welchen 5 todsicheren Methoden werde ich einen Ohrwurm wieder los?

1. Höre dir das Lied bis zum Ende an: Manchmal kann es helfen, den Ohrwurm zu besiegen, indem du dir das Lied bis zum Ende anhörst. Auf diese Weise kann das Gehirn das Lied beenden und es aus dem Gedächtnis löschen.

2. Höre ein anderes Lied: Wenn du ein anderes Lied hörst, kann es helfen, den Ohrwurm aus dem Gedächtnis zu entfernen. Versuche, ein Lied zu hören, das du noch nie zuvor gehört hast.

3. Ablenkung: Versuche, dich auf etwas anderes zu konzentrieren, das deine Aufmerksamkeit erfordert. Lies ein Buch, schaue einen Film oder spiele ein Spiel. Eine Ablenkung kann dazu beitragen, den Ohrwurm aus deinem Gedächtnis zu vertreiben.

4. Singe das Lied bis zum Ende: Wenn du das Lied bis zum Ende singst, kann dies dazu beitragen, das Lied aus deinem Gedächtnis zu löschen. Sobald du das Lied vollständig gesungen hast, kann es einfacher sein, es zu vergessen.

5. Ändere deine Umgebung: Wenn du das Lied in einer bestimmten Umgebung gehört hast, kann es helfen, deine Umgebung zu ändern. Gehe spazieren oder wechsele den Raum, um den Ohrwurm aus deinem Gedächtnis zu entfernen.

Mit welchen lustigen Möglichkeiten kann ich Tomaten über Nacht reifen lassen?

1. Singe ihnen ein Schlaflied vor: Ja, das hört sich seltsam an, aber einige Menschen glauben, dass das Vorlesen eines Schlaflieds für Tomaten dazu beitragen kann, dass sie schneller reifen.

2. Lege sie in ein warmes Bett: Tomaten sollen in einer warmen Umgebung schneller reifen, daher kannst du versuchen, sie in ein Bett zu legen, um sie schneller reifen zu lassen. Stelle sicher, dass das Bett sauber ist!

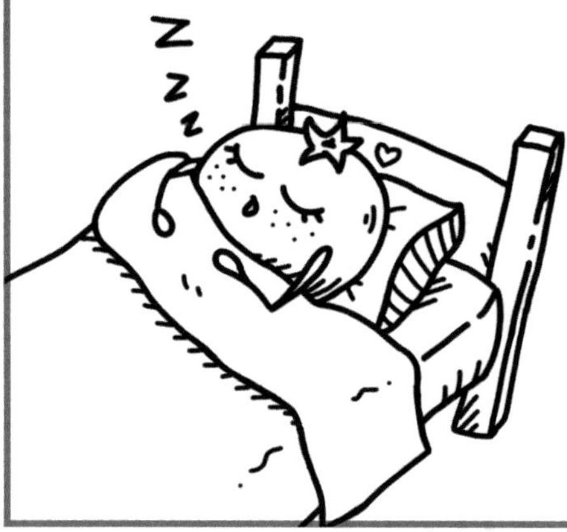

Mit welchen 3 Möglichkeiten kann ich einen Preis für meine Gartengestaltung gewinnen?

1. Gestalte deinen Garten als riesiges Labyrinth: Baue Sträucher, Hecken und Pflanzen in einer so kunstvollen Art und Weise, dass ein riesiges Labyrinth entsteht. Veranstalte dann ein Event, bei dem Besucher versuchen, das Labyrinth zu meistern.

2. Verwandele deinen Garten in einen riesigen Pop-up-Shop: Stelle Regale und Stände auf, um deine Pflanzen und Blumen zu verkaufen, und gib deinen Kunden ein unvergessliches Einkaufserlebnis, indem du sie durch deinen Garten führst.

3. Kreiere eine gigantische, lebende Skulptur: Pflanze verschiedene Pflanzen in einer so kreativen Art und Weise, dass sie eine lebende Skulptur ergeben. Je origineller und beeindruckender die Skulptur ist, desto höher sind deine Chancen auf den Gewinn.

Wie schaffe ich es auf kreative Weise, einen Jetlag zu vermeiden?

1. Vor der Reise den Schlafrhythmus anpassen: Versuche, ein paar Tage vor deiner Reise deinen Schlafrhythmus schrittweise anzupassen, um dich an die Zeitzone deines Zieles zu gewöhnen.

2. Während des Fluges hydratisiert bleiben: Stelle sicher, dass du während des Fluges ausreichend Flüssigkeit zu dir nimmst, um deinen Körper hydratisiert zu halten. Alkohol und Koffein sollten vermieden werden, da sie dazu führen können, dass du dehydrierst und dich unwohl fühlst.

3. Anpassung an die neue Zeitzone: Wenn du am Ziel angekommen bist, solltest du dich so schnell wie möglich an die neue Zeitzone anpassen, indem du tagsüber aktiv bleibst und nachts gut schläfst.

4. Lichttherapie: Lichttherapie kann helfen, deinen Körper an die Zeitzone anzupassen, indem du während des Tages viel Licht ausgesetzt bist und in der Nacht Dunkelheit bevorzugst. Verwende eine spezielle Lichtlampe oder gehe viel an die frische Luft.

5. Entspannungsübungen: Entspannungsübungen wie Yoga oder Meditation können helfen, den Stress und die Spannung zu reduzieren, die mit dem Reisen und dem Jetlag verbunden sind.

6. Reisezeit nutzen: Nutze die Zeit in Flugzeug oder Zug, um zu schlafen, ein Buch zu lesen oder eine Serie zu schauen. Achte dabei jedoch darauf, dass das Display nicht zu hell ist, um den Schlaf nicht zu stören.

7. Schlafroutine beibehalten: Versuche, während deines Aufenthalts in der neuen Zeitzone eine regelmäßige Schlafroutine beizubehalten, um deinem Körper die Zeit zu geben, sich anzupassen.

8. Sport treiben: Sportliche Aktivitäten können helfen, den Körper fit und den Geist wach zu halten, was beim Überwinden des Jetlags hilfreich sein kann.

Mit welchen lustigen Möglichkeiten kann ich mich mit einem wilden Eichhörnchen anfreunden?

1. Verstecke Nüsse in deinem Garten oder in einem nahegelegenen Park: Eichhörnchen lieben Nüsse. Du kannst einige Nüsse in deinem Garten oder in einem nahegelegenen Park verstecken und beobachten, wie das Eichhörnchen sie findet und isst.

2. Lasse das Eichhörnchen aus deiner Hand fressen: Wenn du das Glück hast, ein zutrauliches Eichhörnchen in der Nähe zu haben, kannst du ihm einige Nüsse oder Samen aus deiner Hand füttern.

3. Baue ein Eichhörnchenhaus: Du kannst ein kleines Haus für das Eichhörnchen bauen und es in deinem Garten oder in einem nahegelegenen Park aufstellen. Wenn das Eichhörnchen es als Unterschlupf annimmt, kannst du es durch das Fenster beobachten.

4. Spiele mit einem Laserpointer: Eichhörnchen sind neugierig und verspielt. Du kannst versuchen, mit einem Laserpointer zu spielen, um das Eichhörnchen zu unterhalten. Sei jedoch vorsichtig und leuchte nicht in die Augen des Eichhörnchens.

Welche 3 absurden Dinge kann ich als Schwimmhilfe nutzen, wenn der Meeresspiegel steigt?

1. Aufblasbare Flamingos: Wenn du zufällig einen aufblasbaren Flamingo in der Nähe hast, kannst du ihn als Schwimmhilfe nutzen. Es wird sicherlich ein ungewöhnliches Bild abgeben, aber es ist besser als nichts.

2. Aufblasbare Matratze: Wenn du eine aufblasbare Matratze hast, kannst du diese als Schwimmhilfe nutzen. Es ist zwar keine ideale Option, aber es kann dich über Wasser halten.

3. Einkaufswagen: Es ist eine sehr absurde Idee, aber wenn du in der Nähe eines Supermarktes bist, kannst du einen Einkaufswagen als Schwimmhilfe nutzen. Du kannst dich an den Griffen festhalten und treiben lassen.

Hast du 3 lustige Ideen, was ich bei einem Langstreckenflug anstelle einer Schlafmaske tragen könnte?

1. Eine Augenbinde in Form eines Tiergesichts: Trage eine Augenbinde in Form eines Bären, Einhorns oder Pandas und sorge damit für Lacher und Aufmerksamkeit.

2. Eine selbstgemachte „Schlafmaske" aus Papier: Male oder schneide ein Stück Pappe oder Papier in Form einer Schlafmaske aus und dekoriere es mit lustigen Designs oder Witzen.

3. Eine Maske im Superhelden-Design: Trage eine Maske in einem Superhelden-Design wie Batman oder Spider-Man und fühle dich wie ein Held, der bereit ist, jeden Flug zu überstehen.

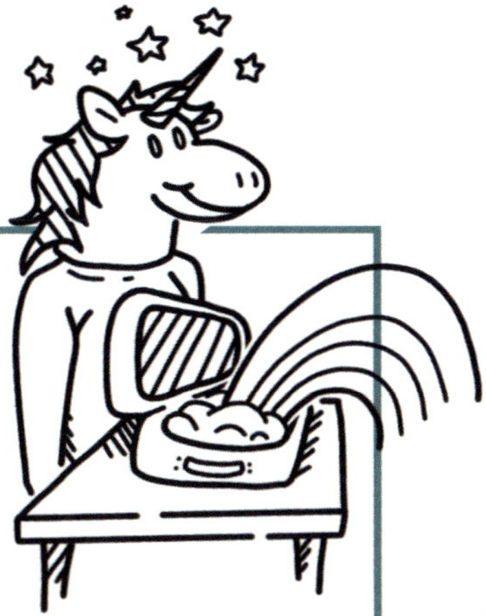

?

Was sollte ich in einen Koffer packen, um am Flughafen in der Sicherheitskontrolle garantiert kontrolliert zu werden – ohne allerdings Ärger zu bekommen?

1. Eine Wundertüte: Eine Wundertüte oder ein Überraschungsei kann an der Sicherheitskontrolle aufgrund ihres ungewöhnlichen Aussehens und der Tatsache, dass das Personal möglicherweise nicht in der Lage ist, den Inhalt zu erkennen, Aufmerksamkeit erregen.

2. Ein kreativer Gegenstand: Ein ungewöhnlich aussehender oder kreativer Gegenstand wie ein selbstgemachtes Kunstwerk oder eine Skulptur kann ebenfalls an der Sicherheitskontrolle auffallen und neugierig machen.

3. Ein Kleidungsstück in Tierform: Ein Kostüm oder eine Verkleidung in Form eines Tieres, wie zum Beispiel ein Einhorn oder ein Dinosaurier, könnte Aufmerksamkeit erregen und ein Lächeln auf die Gesichter der Sicherheitsbeamten zaubern.

Welche 3 lustigen Möglichkeiten kennst du, um ein altes Fahrrad weiterzuverwenden?

1. Fahrrad-Wohnaccessoire: Verwandele dein altes Fahrrad in ein stilvolles und ungewöhnliches Wohnaccessoire. Hänge es an die Wand, bemale es in einer ungewöhnlichen Farbe oder füge einige Dekorationen hinzu, um es zu einem einzigartigen Kunstwerk zu machen.

2. Vertikaler Garten: Stelle dein altes Fahrrad aufrecht auf den Boden oder hänge es an die Wand und nutze es als Basis für einen vertikalen Garten. Befestige Töpfe und Pflanzen an den Stangen, um eine schöne grüne Wand zu schaffen.

3. Mobiler Grill: Verwandele das Fahrrad in einen mobilen Grill und nutze die Fahrradpedale, um das Grillrost zu drehen. Befestige den Grill an der Vorderseite des Fahrrads und fahre damit zu einem Picknick oder einer Party.

Mit welchen 3 Möglichkeiten kann ich morgens perfekt gestylt aufwachen?

1. Schlafe in einer Stylingkammer: Installiere eine spezielle Kammer über deinem Bett, die über Nacht deine Haare und dein Make-up perfektioniert. Die Kammer sollte mit Ventilatoren, Haarspray und Make-up-Tools ausgestattet sein.

2. Trage eine Haar- und Gesichtsmaske: Verwende eine spezielle Maske, die über Nacht dein Haar und Gesicht behandelt, damit du morgens perfekt gestylt aufwachst. Stelle sicher, dass du ein geeignetes Design wählst, damit du im Bett bequem schlafen kannst.

3. Heirate einen Friseur oder Make-up-Künstler: Wenn du einen Friseur oder Make-up-Künstler heiratest, kannst du sicher sein, dass du jeden Morgen perfekt gestylt aufwachst. Beachte jedoch, dass dies eine extreme Maßnahme ist und es auch andere Möglichkeiten gibt, morgens gut auszusehen.

Wie kann ich aus einer Kinderzeichnung ein neues Meisterwerk der Kunst machen?

1. Skalieren: Verwende die Zeichnung als Vorlage und übertrage sie auf eine größere Leinwand oder Papier. Dann kannst du die Details ausarbeiten und die Farben verstärken, um das Werk zu verbessern.

2. Collage: Schneide die Zeichnung in Stücke und verwende sie als Teil einer Collage. Füge andere Elemente hinzu, wie Zeitungsausschnitte, getrocknete Blumen oder Stoffe, um eine interessante Komposition zu schaffen.

3. Digital bearbeiten: Scanne die Zeichnung ein und bearbeite sie digital. Du kannst die Farben ändern, den Kontrast anpassen und sogar neue Elemente hinzufügen, um ein völlig neues Kunstwerk zu schaffen.

Kennst du 3 lustige Namen für einen Etsy-Shop, in dem Katzenspielzeug verkauft wird?

Katzastrophe Spielzeug

Kratz & Maunz Katzenspielzeug

Miau-Miau Kuschelwelt

?

Mit welchem lustigen Spruch könnte ich meinem Hund zum Geburtstag gratulieren?

1. „Herzlichen Glückwuff zum Geburtstag! Lass uns heute zusammen Party machen und Knochen knabbern!"

2. „Alles Gute zum Geburtstag, mein Fellknäuel! Du bist der beste Freund, den ich je hatte. Danke für deine Liebe und Treue!"

3. „Zum Geburtstag wünsche ich dir viele Leckerlis, lange Spaziergänge und unzählige Streicheleinheiten. Du bist ein ganz besonderer Hund, und ich bin froh, dass du in meinem Leben bist!"

Welches lustige Hobby kann ich ausüben, während ich schlafe?

1. Träume sammeln: Versuche, dich so oft wie möglich an deine Träume zu erinnern und sie aufzuschreiben oder zu zeichnen, wenn du aufwachst. Du könntest sie später sogar als Inspiration für Kunstwerke oder Geschichten verwenden.

2. Schnarchen üben: Wenn du sowieso schon beim Schlafen schnarchst, warum nicht versuchen, es zu einem Talent zu machen? Du könntest verschiedene Schnarchtechniken ausprobieren und vielleicht sogar ein Schnarchorchester gründen.

3. Schlafwandeln-Weltmeister werden: Wenn du ein regelmäßiger Schlafwandler bist, könntest du versuchen, deinen Weg in das „Guiness-Buch der Rekorde" zu finden. Versuche, so weit wie möglich zu laufen oder die ungewöhnlichsten Gegenstände mit ins Bett zu nehmen, während du schläfst.

Wenn ich ein neues Football-Team in Reykjavik gründen möchte, was wäre ein „cooler" Name dafür?

Icy Storms

Wie könnte der Name eines lustigen Theaterstücks lauten, das sich mit Mülltrennung beschäftigt?

„Chaos im Mülllabyrinth – Eine Komödie über Recycling"

Was wäre ein lustiger Name für ein Parfum, das nach Büchern riecht?

Wie wäre es mit „Eau de Bibliothèque" oder „Bookish Bouquet"?

Wie könnte ein Verein heißen, dessen Mitglieder nur mit Unterwäsche bekleidet wandern?

1. „Naked Hikers Association"

2. „Barefoot and Bare All"

3. „The Bare Necessities Club"

4. „Trail Blazers in Briefs"

5. „Undercover Adventurers"

6. „The Nearly Naked Hiking Society"

7. „The Panty Pathfinders"

8. „Free and Easy Ramblers"

9. „Bare Bum Backpackers"

10. „The Skivvy Scramblers"

Kennst du 3 lustige Avatar-Namen für ein Computerspiel, in dem es um „Der Herr der Ringe“ geht?

1. Frodoholic

2. Gandalf the Grumpy

3. Legolas Lästerzunge

Welche Planeten sind die besten Reiseziele – und warum?

1. Pluto: Der Zwergplanet ist nicht nur der kleinste in unserem Sonnensystem, sondern auch der am weitesten entfernte. Ein perfekter Ort, um sich von allem zu isolieren und sich Zeit für sich selbst zu nehmen.

2. Venus: Der heißeste Planet in unserem Sonnensystem, aber auch der schönste mit seinen leuchtend gelben Wolken. Perfekt für eine luxuriöse Spa-Behandlung oder eine Strandparty.

3. Saturn: Der Planet mit den berühmten Ringen. Wie wäre es mit einer Reise, um das beeindruckende Naturphänomen zu sehen und vielleicht sogar ein paar Saturnalien zu feiern?

4. Mars: Der rote Planet war das Ziel für die erste bemannte Weltraummission. Aber wenn man bedenkt, dass er ein sehr einsamer Ort ist, könnte er auch ein gutes Ziel sein, um vor den Problemen auf der Erde zu fliehen und nach einem neuen Sinn zu suchen.

Mit welchem Argument könnte ein Alpaka sich für eine Stelle als Urlaubs-Animateur bewerben?

Ein Alpaka könnte sich für eine Stelle als Urlaubs-Animateur bewerben, indem es argumentiert, dass es aufgrund seiner flauschigen Wolle und seines süßen Gesichts die perfekte Entspannung für gestresste Urlauber bietet. Außerdem könne es als hervorragender Yoga-Partner und Lieferant von flauschigen Umarmungen und Küssen eine echte Bereicherung für den Urlaub sein. Und schließlich könnte es aufgrund seines friedlichen Charakters und seiner sanften Natur sicherstellen, dass alle Urlauber in einer entspannten und friedlichen Atmosphäre bleiben.

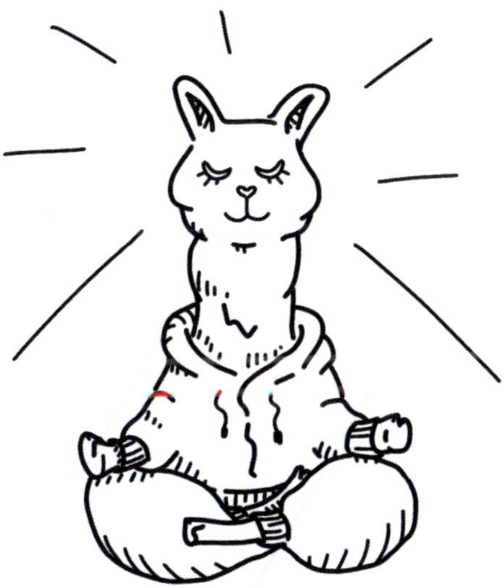

Wie könnte ein lustiger Titel eines Ratgeberbuchs zum Loswerden einer Gummibärchen-Sucht lauten?

„Von süß zu satt: Der ultimative Guide zur Überwindung deiner Gummibärchen-Sucht"

Kennst du 3 lustige Argumente dafür, dass ich im Supermarkt an der Kasse vorgelassen werde?

1. „Ich habe heute eine Wette mit meinem Freund abgeschlossen, wer als Erstes aus dem Supermarkt kommt. Wenn Sie mich vorlassen, habe ich eine bessere Chance, die Wette zu gewinnen und damit meinem Freund zu beweisen, dass ich schneller bin als er!"

2. „Ich habe meine Brille vergessen und sehe alles verschwommen. Wenn Sie mich vorlassen, kann ich schnell bezahlen und aus dem Weg gehen, bevor ich aus Versehen die falschen Gegenstände auf das Förderband lege."

3. „Mein Parkticket ist abgelaufen und ich muss dringend mein Auto umparken. Wenn Sie mich vorlassen, kann ich schnell bezahlen und losgehen, bevor mein Auto abgeschleppt wird. Und wer weiß, vielleicht bekommen Sie später auch eine gute Tat zurück, wenn Sie mal in der gleichen Situation sind."

Hast du einen witzigen und ausgefallenen Tipp, welcher Parkplatz vor einem Supermarkt mir den schnellsten Einkauf sichert?

Suche nach einem Parkplatz, der von Vögeln frequentiert wird, da diese dir möglicherweise den schnellsten Weg zu den besten Angeboten weisen können. Du könntest deine neuen gefiederten Freunde sogar dazu bringen, dir bei der Suche nach den richtigen Produkten zu helfen!

Hast du 3 lustige Ideen, warum manche Menschen einen Bogen um mich machen?

1. Vielleicht ist dein Humor einfach zu ausgefallen und unkonventionell für manche Menschen, sodass sie sich unwohl fühlen und sich deshalb von dir fernhalten.

2. Es könnte auch sein, dass du versehentlich einen Scherz gemacht hast, der bei jemandem nicht gut ankam, und sich diese Person jetzt unsicher fühlt, wie sie mit dir umgehen soll.

3. Vielleicht denken manche Menschen auch einfach, dass du zu beschäftigt damit bist, die Welt zu retten, um Zeit für sie zu haben.

Mit welchen 3 lustigen Möglichkeiten kann ich rückwärts Fahrrad fahren?

1. Organisiere einen „Rückwärts Fahrrad fahren"-Wettbewerb und lade Freunde oder Kollegen ein, daran teilzunehmen. Verleihe lustige Preise wie zum Beispiel „Der Schlangenmensch" oder „Der Meister des Rückwärtstretens".

2. Führe eine „Rückwärts Fahrrad fahren"-Parade durch, bei der du und eine Gruppe von Freunden rückwärts auf Fahrrädern durch die Stadt fahren. Tragt dabei am besten bunte und auffällige Kleidung und spielt Musik, um die Aufmerksamkeit der Passanten zu erregen.

3. Schreibe ein lustiges Gedicht oder eine Geschichte über das Rückwärts-Fahrradfahren. Du könntest zum Beispiel darüber schreiben, wie du versuchst, mit dem Rückwärtstreten die Zeit zurückzudrehen, oder wie du rückwärts Fahrrad fährst, um vorwärtszukommen.

Mit welcher lustigen Ausrede kann ich mich an der Theaterkasse vordrängeln?

1. „Entschuldigung, ich bin ein gestrandeter Schauspieler und muss dringend zur Probe! Bitte lassen Sie mich vorgehen!"

2. „Ich habe meinen sprechenden Hund in der Warteschlange gelassen und ich muss sicherstellen, dass er nicht wegrennt!"

3. „Ich bin auf der Suche nach meiner verlorenen Uhr und ich habe das Gefühl, dass der Mann, der gerade vor mir dran war, sie gestohlen hat! Darf ich bitte vorgehen, um ihn zu konfrontieren?"

Wie erkenne ich, ob meine Katze die Weltherrschaft anstrebt?

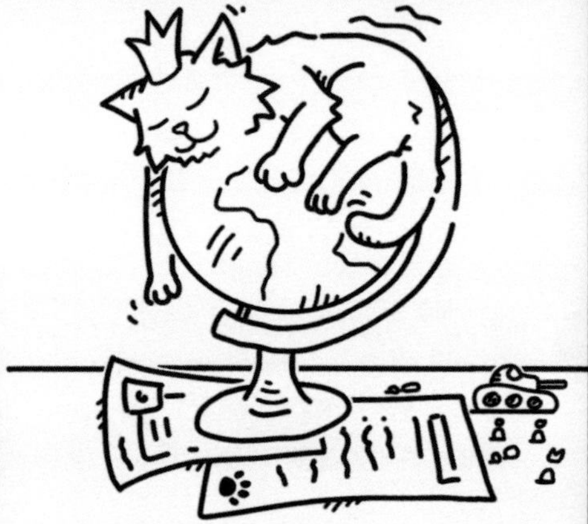

1. Deine Katze verbringt viel Zeit damit, auf Karten von Ländern oder Regionen zu liegen.

2. Du beobachtest, dass deine Katze heimlich deine Regierungsunterlagen und -dokumente studiert.

3. Deine Katze zeigt ein ungewöhnliches Interesse an Militärstrategie und Taktik, vielleicht sogar indem sie Spielzeug-Soldaten angreift.

4. Du hörst deine Katze in einer geheimen Sprache miauen, die du nicht verstehst.

5. Du bemerkst, dass deine Katze heimlich deine Computer oder andere Geräte benutzt, um heimlich mit anderen Katzen in Kontakt zu treten und eine Armee aufzubauen.

6. Du findest geheime Vorräte von Katzenfutter und -spielzeug, die deine Katze sammelt, um ihre Armee zu versorgen.

Natürlich sind dies alles humorvolle Anzeichen, die in der Realität höchst unwahrscheinlich sind. Wenn du dir jedoch Sorgen machst, dass deine Katze ungewöhnliches Verhalten zeigt, solltest du einen Tierarzt aufsuchen, um sicherzustellen, dass deine Katze gesund und glücklich ist.

Welche 3 lustigen Strategien gibt es, um zu verhindern, dass mein Einkaufswagen an der Kasse immer voller ist, als ich es geplant hatte?

1. Die „Ein-Objekt-Regel": Beschränke dich auf nur ein Produkt, das du kaufen möchtest, und lasse alles andere zurück. Vielleicht ist es ein bisschen extrem, aber es wird sicherlich verhindern, dass du mehr kaufst als geplant.

2. Die „Blindfahrt-Strategie": Schließe deine Augen und fahre deinen Einkaufswagen durch den Laden. Kaufe nur das, was du durch Berührung ertasten und erraten kannst. Dadurch wirst du weniger Zeit haben, um gezielt nach bestimmten Produkten zu suchen, was dazu führen kann, dass du weniger kaufst.

3. Die „Zahlen-Spiele-Strategie": Wähle eine zufällige Zahl und kaufe nur die Anzahl an Produkten, die dieser Zahl entspricht. Zum Beispiel könntest du dich für die Zahl 7 entscheiden und nur sieben Produkte kaufen. Dadurch wirst du dazu gezwungen, bewusst zu wählen, welche Produkte du wirklich brauchst.

Wie kann ich auf lustige Weise einen populären Tanz erfinden, ohne selbst tanzen zu können?

1. Verwende eine App: Es gibt viele Apps, mit denen du einen Tanz entwerfen kannst, ohne tatsächlich tanzen zu müssen. Diese Apps können dir helfen, die Schritte und Bewegungen zu visualisieren und zu koordinieren, um einen coolen Tanz zu erfinden.

2. Verwende eine Gruppe von Freunden: Lade Freunde ein, die gut tanzen können, und organisiere eine Tanz-Party. Lasse sie verschiedene Schritte und Bewegungen ausprobieren, während du eigene Ideen aufzeichnest.

3. Lasse dich von anderen Tänzen inspirieren: Schaue dir verschiedene Tänze auf YouTube oder in Filmen an und lasse dich inspirieren. Kombiniere verschiedene Elemente aus verschiedenen Tänzen, um deinen eigenen einzigartigen Tanz zu kreieren.

4. Erstelle eine lustige Choreografie: Denke an eine witzige oder absurde Situation oder ein Meme und erstelle eine Choreografie, die dazu passt. Zum Beispiel kannst du eine lustige Tanzroutine zu einem viralen TikTok-Video oder einem lustigen YouTube-Clip erstellen.

5. Verwende Requisiten: Verwende Requisiten wie Hüte, Stöcke oder Schals, um Bewegungen und Schritte zu ergänzen. Dies kann zu einem unterhaltsamen und originellen Tanz führen, der die Zuschauer begeistert.

Welche 3 lustigen und kreativen Ideen hast du, die mich daran erinnern, dass ich mehr Wasser trinken sollte?

1. Water-Buddy: Lege dir eine kleine Wasserflasche oder einen Becher zu, den du immer bei dir tragen kannst, und gib ihm einen Namen. Dies könnte beispielsweise „Water-Buddy" sein. Jedes Mal, wenn du deine Flasche oder deinen Becher füllst, sprich mit ihm und sage ihm, wie wichtig es ist, ausreichend Wasser zu trinken. Es mag albern klingen, aber es kann helfen, die Motivation hochzuhalten und dich daran zu erinnern, mehr Wasser zu trinken.

2. Trink-App: Es gibt zahlreiche Apps, die dich daran erinnern, regelmäßig Wasser zu trinken. Diese Apps sind oft spielerisch gestaltet und senden dir regelmäßig Benachrichtigungen, um dich daran zu erinnern, ein Glas Wasser zu trinken. Einige Apps erlauben es dir auch, deine Wasseraufnahme zu verfolgen und Ziele zu setzen.

3. Wasser-Geschmack: Wenn du es schwierig findest, genug Wasser zu trinken, weil du den Geschmack von Wasser nicht magst, kannst du versuchen, dein Wasser mit Früchten, Kräutern oder Gemüse aufzupimpen. Beispielsweise kannst du Zitronenscheiben, Minzblätter oder Gurkenscheiben in dein Wasser geben, um ihm Geschmack zu geben. Es sieht auch hübsch aus und macht das Trinken von Wasser zu einer kreativen Aktivität.

Welche 4 lustigen Ausreden kennst du dafür, dass ich beim Kartenspielen gemogelt habe und erwischt wurde?

1. „Ich habe versucht, meine Karten mit Telekinese zu bewegen, aber anscheinend habe ich den falschen Muskel angespannt und stattdessen meine Karte aus Versehen fallen lassen. Tut mir leid, ich bin noch nicht so gut in diesem Bereich."

2. „Oh, das ist mir peinlich! Ich habe mir eine neue Brille gekauft, aber sie scheint nicht richtig zu funktionieren. Ich dachte, ich hätte eine Zehn, aber ich habe versehentlich eine Sieben genommen."

3. „Oh, ich habe gedacht, wir spielen nach den Regeln von 'Mau-Mau-mit-Mogel-Option'. Das ist eine spezielle Version, bei der man ab und zu ein Auge zudrücken darf."

4. „Ich habe mich von meinem inneren Schummelmonster leiten lassen. Ich verspreche, es wird ab jetzt am Tisch eine strenge Anti-Mogel-Politik geben!"

Kennst du einen kuriosen Werbespruch für ein Gemüsegeschäft, das Glückspilze verkauft?

„Glückspilze, die nicht nur dein Gemüse, sondern auch dein Leben aufpeppen!"

Wie könnte ein Lied heißen, das alle in der Bahn singen, wenn der Zug pünktlich ist?

1. „Keine Verspätung, nur gute Vibrationen"
2. „Das Pünktlichkeitslied (für die Unpünktlichen)"
3. „Endlich angekommen: Die Hymne der Pünktlichkeit"

Kennst du 5 lustige Namen
für ein Faultier als Haustier?

1. Sammy Schläfrig
2. Kiki Kuschelig
3. Lazy Larry
4. Träumer Tommy
5. Snoozy Susie

Wie könnte ein Spiel heißen, bei dem alle
Mitspieler auf dem Kopf stehen müssen?

1. „Kopfüber-Wahnsinn"
2. „Upside-Down-Chaos"
3. „Die große Umkehr-Party"

Welche 3 Möglichkeiten gibt es, um von der Küche ins Schlafzimmer zu gelangen, ohne zu Fuß zu gehen?

1. Du kannst eine Rutsche installieren, die von der Küche direkt ins Schlafzimmer führt.

2. Seilbahn: Eine Seilbahn oder ein Seilzugsystem könnte eine andere Möglichkeit sein, um von der Küche ins Schlafzimmer zu gelangen.

3. Hoverboard: Ein Hoverboard ist ein schwebendes Skateboard, das durch Gewichtsverlagerung gesteuert wird. Du kannst ein Hoverboard verwenden, um durch das Haus zu fahren und schnell von der Küche ins Schlafzimmer zu gelangen.

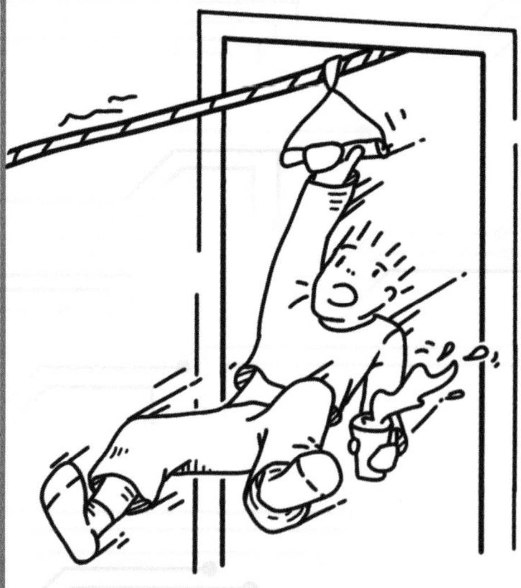

Welchen lustigen Titel könnte ein Musikstück tragen, das Wolfgang Amadeus Mozart für einen „Rocky"-Film hätte schreiben können?

Wie wäre es mit „Mozart vs. the Italian Stallion" als lustigem Titel für ein Musikstück, das Wolfgang Amadeus Mozart für einen „Rocky"-Film hätte schreiben können? Der Titel spielt auf den Spitznamen von Rocky Balboa und Mozarts österreichische Herkunft an und könnte eine unterhaltsame Mischung aus klassischen und modernen Elementen enthalten.

Welche 3 Reiseziele sind optimal, wenn ich keine Menschen treffen möchte?

1. Die Antarktis: Der südlichste Kontinent der Erde ist praktisch menschenleer und bietet eine unglaubliche Landschaft, die für Abenteuer und Erkundungen perfekt ist.

2. Der Nationalpark Torres del Paine in Chile: Dieser Nationalpark bietet eine atemberaubende Landschaft mit schneebedeckten Bergen, Gletschern und Wäldern und ist bekannt für seine unberührte Wildnis.

3. Die Gobi-Wüste in China: Eine der größten Wüsten der Welt und bekannt für ihre abgeschiedene Landschaft und die einzigartige Tierwelt.

Mit welchen 3 lustigen Möglichkeiten kann ich meinen Staubsauger für andere Haushaltstätigkeiten zweckentfremden?

1. Verwende den Staubsauger, um dein Haar zu stylen: Wenn du einen alten Staubsauger mit einer dünnen Düse hast, kannst du ihn umfunktionieren, indem du deine Haare darum wickelst und die Luft auf voller Stärke einschaltest. Dies kann ein lustiger Trick sein, um Freunde oder Familie zu unterhalten.

2. Nutze den Staubsauger als Trinkhalm: Wenn du den Staubsauger auf „Saugen" einstellst, kannst du ihn in ein Glas mit einer Flüssigkeit halten und den Staubsauger als riesigen Trinkhalm verwenden.

3. Spiele Staubsaugerhockey: Wenn du genügend Platz und ein paar Freunde hast, kannst du ein Staubsaugerhockey-Spiel spielen. Verwende die Staubsaugerdüsen als Schläger und einen Ball als Puck. Dies kann ein lustiges und unkonventionelles Spiel sein, das für viel Gelächter sorgen kann.

Mit welchen 5 lustigen Methoden kann ich einen Schreibtisch zusammenbauen, ohne das herkömmliche Werkzeug zu benutzen?

1. Nutze nur deine Zähne: Wenn du genug Bisskraft hast, kannst du die Teile einfach mit den Zähnen festhalten und zusammenstecken.

2. Mache eine Pause und versuche es mit Telekinese: Vielleicht kannst du die Kräfte deiner Gedanken nutzen, um die Teile zusammenzubringen!

3. Hole deine Katze zur Hilfe: Wenn du eine verspielte Katze hast, kannst du sie dazu bringen, die Teile zusammenzuschieben.

4. Verwende nur rohe Kraft: Nutze deine Muskeln und stecke die Teile einfach mit bloßen Händen zusammen. Natürlich solltest du dabei vorsichtig sein, um dich nicht zu verletzen!

5. Probiere es mit Zauberei: Wenn du in der Zauberei bewandert bist, kannst du versuchen, die Teile mithilfe von Zaubersprüchen zusammenzufügen.

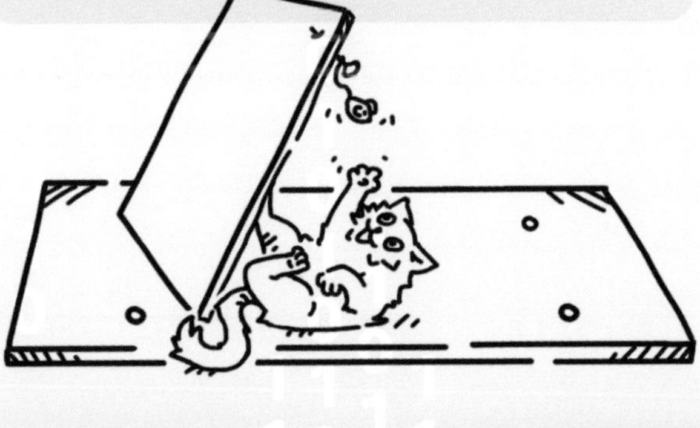

Was würde meine Katze sagen, wenn ich sie nicht mehr füttere?

1. „Ich werde mich jetzt nur noch von Staub und Spinnweben ernähren. Hoffentlich hast du kein Problem damit, in einem Haus voller Schädlinge zu leben!"

2. „Was soll das heißen, du fütterst mich nicht mehr? Ich bin die Königin des Hauses, ich habe das Sagen hier!"

3. „Hast du jemals von einer kleinen Sache namens 'Tierquälerei' gehört? Ich bin mir ziemlich sicher, dass du gerade dabei bist, sie zu begehen!"

4. „Kein Essen? Na dann kann ich genauso gut meine eigene Mahlzeit jagen gehen. Bye, Felicia!"

5. „Okay, das ist also der Anfang vom Ende. Ich werde hier drinnen verhungern, während du draußen deine Burger genießt. Cool, danke!"

Was würde mein Hund sagen, wenn ich ihn nicht mehr füttere?

1. „Hey, du hast vergessen, mich zu füttern! Kannst du bitte dein Leben organisieren, damit ich meinen vollen Magen bekomme?"

2. „Oh, du hast mich vergessen? Ich denke, ich werde die Mülltonnen ausprobieren. Ich habe gehört, dass sie ein Festmahl bieten."

3. „Ich weiß, dass ich keine Hände habe, aber ich denke, ich werde meine Pfoten trainieren und meine eigenen Mahlzeiten zubereiten. Was denkst du darüber?"

4. „Ich kann spüren, wie meine Knochen durch meine Haut stechen. Danke, dass du mich verhungern lässt. Ich dachte, wir wären Freunde."

5. „Hey, ich habe hier eine großartige Idee – warum gehst du nicht einfach rüber zum Kühlschrank und gibst mir ein bisschen von deinem Abendessen? Ich bin mir sicher, dass du genug hast, um zu teilen."

Was macht ein Pinguin am Nordpol?

1. Ein Pinguin am Nordpol würde wahrscheinlich verzweifelt nach einem Anzug suchen, der ihn vor der Kälte schützt.

2. Vielleicht würde er versuchen, Freundschaft mit einem Eisbären zu schließen, in der Hoffnung, dass dieser ihm beim Fischfang hilft.

3. Möglicherweise würde er den Nordpol als perfekten Ort betrachten, um eine neue Pinguinkolonie zu gründen, da es hier noch keine gibt.

Mit welchen 5 Methoden kann ich die meisten Fische angeln?

1. Versuche, mit einem selbst gemachten Köder zu angeln: Du kannst einen selbst gemachten Köder aus verschiedenen Zutaten wie Käse, Marshmallows oder Brot herstellen. Dies kann nicht nur effektiv sein, sondern auch unterhaltsam, wenn du und deine Freunde experimentieren, um den besten Köder herzustellen.

2. Fange Fische mit einem Kescher: Versuche, Fische mit einem Kescher zu fangen, anstatt sie zu angeln. Dies kann eine unterhaltsame Herausforderung sein, die dazu beiträgt, die Koordination und das Timing zu verbessern.

3. Fische mit ungewöhnlichem Angelgerät: Verwende ungewöhnliches Angelgerät wie eine Bananenschale, eine Schnur und eine Büroklammer oder einen Regenschirm. Diese Methode kann zwar nicht die effektivste sein, aber sie kann dazu beitragen, das Angelerlebnis lustiger und unterhaltsamer zu gestalten.

4. Führe ein Wettbewerbsangeln durch: Organisiere ein Wettbewerbsangeln zwischen dir und deinen Freunden und schaue, wer die meisten Fische innerhalb eines bestimmten Zeitraums fangen kann. Es kann ein unterhaltsamer Wettbewerb sein, der dazu beiträgt, den Spaß am Angeln zu steigern.

?

Mit welchen 3 kuriosen Möglichkeiten kann ich ein Buch schreiben, das ein Bestseller wird?

1. Ein Buch schreiben, das vollständig aus Emojis besteht: Schreibe ein Buch, in dem jede Seite nur aus einer Reihe von Emojis besteht, die eine Geschichte erzählen. Du könntest zum Beispiel eine Liebesgeschichte, einen Krimi oder eine Abenteuergeschichte erzählen, und die Leser würden versuchen, die Bedeutung der Emojis zu entschlüsseln.

2. Ein Buch schreiben, das nur aus einem einzigen Satz besteht: Schreibe ein Buch, das nur aus einem einzigen, extrem langen Satz besteht, der sich über Hunderte von Seiten erstreckt. Es könnte eine surreale und absurde Geschichte erzählen, die den Leser auf eine unvorhersehbare Reise mitnimmt.

3. Ein Buch schreiben, das von einem Roboter geschrieben wurde: Stelle einen AI-Text-Generator ein und lasse ihn das Buch für dich schreiben. Der Roboter könnte eine Geschichte erzählen, die so ungewöhnlich und unvorhersehbar ist, dass sie die Leser fasziniert und begeistert.

Was kann ich sagen, damit alle denken, dass ich viel Ahnung von Fußball habe?

„Das Spiel ist ein ständiger Kampf zwischen Taktik und Technik. Jedes Team hat seine eigenen Strategien, um den Ball zu kontrollieren und das Spiel zu dominieren. Es ist faszinierend zu beobachten, wie die Spieler ihre Bewegungen planen und ausführen, um ihre Ziele zu erreichen."

Oder, je nach Kontext, könntest du eine spezifische taktische Überlegung ansprechen, wie zum Beispiel: „Die Mannschaft spielt mit einer 4-3-3-Formation, was bedeutet, dass sie vier Verteidiger, drei Mittelfeldspieler und drei Stürmer haben. Das gibt ihnen eine starke Offensive, aber sie müssen auch darauf achten, dass sie nicht zu viele Räume für den Gegner öffnen."

Was kann ich sagen, damit alle denken, dass ich viel Ahnung von Mode habe?

„Mode ist mehr als nur Kleidung – es geht darum, einen persönlichen Stil auszudrücken. Es ist wichtig, Kleidungsstücke zu wählen, die nicht nur gut aussehen, sondern auch die Persönlichkeit und die Stimmung widerspiegeln. Ein Kleidungsstück kann die Stimmung und den Ausdruck einer Person beeinflussen, und es ist faszinierend zu sehen, wie verschiedene Designs und Farben unterschiedliche Wirkungen auf den Betrachter haben können."

Du könntest auch einen klugen Kommentar zu einem spezifischen Kleidungsstück oder Stil abgeben, wie zum Beispiel: „Diese Saison sind unstrukturierte Blazer sehr angesagt. Sie sind eine großartige Möglichkeit, einen lässigen Look zu schaffen, während man trotzdem professionell aussieht. Sie können mit Jeans oder Chinos kombiniert werden und sind vielseitig genug, um sowohl im Büro als auch bei informellen Anlässen getragen zu werden."

Wie schaffe ich es am kreativsten bei einem Pop-Konzert auf die Bühne?

1. Kostümiere dich: Verkleide dich als dein Lieblingskünstler oder in einem auffälligen Outfit. Wenn du dich von der Menge abhebst, hast du eine bessere Chance, von den Künstlern bemerkt zu werden.

2. Bilde eine Gruppe: Wenn du mit einer Gruppe von Freunden zum Konzert gehst, hebt ihr euch von der Menge ab und habt eine größere Chance, von den Künstlern bemerkt zu werden.

3. Halte ein kreatives Schild hoch: Halte ein Schild mit einem kreativen Spruch oder einer Botschaft hoch, die den Künstler anspricht. Wenn du Glück hast, wird der Künstler dein Schild bemerken und dich auf die Bühne bitten.

4. Tanze und singe laut mit: Wenn du während des Konzerts leidenschaftlich singst und tanzt, bist du ein potenzieller Kandidat für die Bühne. Du zeigst damit, dass du ein großer Fan bist und in dem Konzert aufgehst.

Welche Mannschaftssportart kann ich gemeinsam mit meinem Hund ausüben?

1. Agility: Agility ist ein Hindernislauf, bei dem du und dein Hund gemeinsam verschiedene Hindernisse überwinden müssen. Es ist eine großartige Möglichkeit, die körperliche und geistige Fitness deines Hundes zu verbessern und eine enge Bindung aufzubauen.

2. Flyball: Flyball ist ein Staffellauf für Hunde, bei dem sie über eine Reihe von Hürden springen und am Ende eine Box berühren müssen, um einen Ball zu holen und zurückzubringen. Es ist eine schnelle, aufregende Sportart, die für Hunde jeden Alters und jeder Größe geeignet ist.

3. Frisbee: Frisbee ist eine Sportart, die für Hunde sehr beliebt ist. Es ist ein einfacher Sport, den du fast überall spielen kannst und der für Hunde jeden Alters geeignet ist. Du kannst mit deinem Hund alleine spielen oder mit anderen Hundebesitzern in einem Team antreten.

4. Canicross: Canicross ist ein Laufsport, bei dem du mit deinem Hund an einem speziellen Geschirr und einer Leine läufst. Es ist eine großartige Möglichkeit, mit deinem Hund zu trainieren und gleichzeitig deine eigene Fitness zu verbessern.

Welche 3 Lieder kann ich beim Karaoke anstimmen, obwohl ich nicht singen kann?

1. „Livin' on a Prayer" von Bon Jovi: Dieser Klassiker aus den 1980ern hat einen eingängigen Refrain, der einfach zu singen ist und von vielen Menschen geliebt wird.

2. „Sweet Caroline" von Neil Diamond: Dieser Klassiker hat einen einfachen Refrain, den jeder mitsingen kann. Außerdem hat er ein Mitsing-Element, bei dem du das Publikum dazu bringen kannst, „bum bum bum" während des Refrains zu singen.

3. „Don't Stop Believin'" von Journey: Dieser Hit aus den 1980ern hat einen unvergesslichen Refrain, der von vielen Menschen geliebt wird. Du kannst auch versuchen, das Publikum dazu zu bringen, mitzusingen und mitzuklatschen, um das Erlebnis zu verbessern.

Welche 5 Süßigkeiten sollte ich während einer Schwangerschaft täglich essen?

1. Dunkle Schokolade: Dunkle Schokolade enthält Antioxidantien und Flavonoide, die gesundheitliche Vorteile bieten können.

2. Getrocknete Früchte: Getrocknete Früchte wie Datteln oder Feigen sind reich an Ballaststoffen, Eisen und anderen Nährstoffen.

3. Nüsse: Nüsse wie Mandeln oder Walnüsse sind reich an Omega-3-Fettsäuren und können dazu beitragen, den Blutzuckerspiegel zu regulieren.

4. Joghurt mit Früchten: Joghurt mit Früchten ist eine gesündere Alternative zu vielen anderen Süßigkeiten und liefert Kalzium und Protein.

5. Obst: Frisches Obst wie Beeren, Äpfel oder Orangen sind reich an Vitaminen und Ballaststoffen und können eine zufriedenstellende Süßigkeit sein.

Mit welchen 3 lustigen Ausreden kann ich erklären, warum ich gerade den entscheidenden Elfmeter in einem Fußballspiel verschossen habe?

1. „Meine Oma hat mir während des Elfmeters eine SMS geschickt und ich konnte nicht anders, als auf mein Telefon zu sehen. Ich dachte, es könnte etwas Wichtiges sein!"

2. „Ich hatte eine Wette mit meinem Freund, wer den Ball am weitesten schießen kann. Also habe ich den Ball absichtlich sehr hoch geschossen, damit er weiter fliegt als bei einem normalen Elfmeter. Es hat nur nicht geklappt ..."

3. „Ich habe bemerkt, dass der Schiedsrichter ein paar wirklich coole Schuhe anhatte, und ich war so fasziniert davon, dass ich den Ball einfach nicht schießen konnte. Ich meine, wer wusste schon, dass Schiedsrichter so stylische Schuhe tragen?"

Welcher lustige Schlusssatz fällt dir für einen Liebesfilm ein, in dem James Bond und Queen Elizabeth die Hauptrollen spielen?

„Ich denke, wir können sagen, dass diese Mission zu einem erfolgreichen Abschluss gebracht wurde, Ihre Majestät." – „Ja, es ist Zeit, das königliche Geheimdienstleben hinter uns zu lassen und uns unseren wahren Leidenschaften zu widmen – ich denke, Sie stimmen mir zu, 007?" – „Oh ja, Ihre Majestät. Aber bevor wir uns verabschieden, wie wäre es mit einem letzten Martini? Geschüttelt, nicht gerührt?"

Wie könnte der Buchtitel lauten, wenn ein Pinguin die Weltgeschichte neu schreibt?

„Die Weltgeschichte aus der Sicht eines Pinguins: Eine erfrischend andere Perspektive"

Welche 5 Farben lassen sich bei der Auswahl meiner Kleidung am besten kombinieren?

1. Schwarz: Schwarz ist eine zeitlose Farbe, die sich leicht mit anderen Farben kombinieren lässt. Es passt gut zu Weiß, Grau, Rosa, Rot und vielen anderen Farben.

2. Weiß: Weiß ist eine neutrale Farbe, die sich gut mit fast allen Farben kombinieren lässt. Es kann mit Schwarz, Blau, Rot, Grün und vielen anderen Farben getragen werden.

3. Blau: Blau ist eine vielseitige Farbe, die sich gut mit anderen Farben kombinieren lässt. Es passt gut zu Weiß, Grau, Schwarz, Gelb und Rosa.

4. Grau: Grau ist eine neutrale Farbe, die sich leicht mit anderen Farben kombinieren lässt. Es passt gut zu Blau, Rot, Grün, Rosa und vielen anderen Farben.

5. Rosa: Rosa ist eine feminine Farbe, die sich gut mit anderen Farben kombinieren lässt. Es passt gut zu Weiß, Schwarz, Blau, Grau und vielen anderen Farben.

Welche 5 Farbkombinationen lassen meine Kleidung am schlechtesten aussehen?

1. Orange und Grün: Diese Farbkombination kann schnell zu einem unruhigen Look führen, da beide Farben sehr lebhaft sind. Es kann schwierig sein, die richtige Balance zwischen den beiden Farben zu finden.

2. Rosa und Rot: Diese beiden Farben können schnell überwältigend aussehen, wenn sie nicht gut aufeinander abgestimmt sind. Es kann schwierig sein, den richtigen Ton von Rosa und Rot zu finden, um eine harmonische Farbkombination zu schaffen.

3. Schwarz und Braun: Diese Farben können schwierig zu kombinieren sein, da sie oft als unvereinbar betrachtet werden. Wenn sie jedoch gut aufeinander abgestimmt sind, können sie einen sehr eleganten und anspruchsvollen Look erzeugen.

4. Gelb und Grau: Diese Farbkombination kann schnell langweilig aussehen, da beide Farben sehr neutral sind. Es kann schwierig sein, den richtigen Ton von Gelb zu finden, um einen Kontrast mit dem Grau zu schaffen, ohne dass es zu uninteressant wird.

5. Lila und Orange: Diese Farbkombination kann sehr unruhig aussehen, da beide Farben sehr lebhaft sind. Es kann schwierig sein, die richtige Balance zwischen den beiden Farben zu finden, um eine harmonische Farbkombination zu schaffen.

Mit welchen 5 kuriosen Möglichkeiten kann ich Bücher sinnvoll nutzen, ohne sie zu lesen/ zu betrachten?

1. Du kannst sie als Basis für ein Möbelstück verwenden, wie zum Beispiel einen Bücherschrank oder eine Bücherbank. Dafür kannst du die Bücher stapeln und miteinander verkleben, um eine stabile Struktur zu schaffen.

2. Du kannst sie als Gewicht für Kraftübungen nutzen, indem du sie in ein Handtuch einwickelst und als improvisierte Hanteln verwendest.

3. Du kannst sie als Schallabsorber in einem Raum verwenden, indem du sie in einer Ecke oder an einer Wand stapelst. Das kann dazu beitragen, den Klang im Raum zu verbessern.

4. Du kannst sie als Dekoration verwenden, indem du sie auf verschiedene Arten stapelst oder arrangierst, zum Beispiel als Turm oder Pyramide.

5. Du kannst sie als Material für DIY-Projekte verwenden, wie zum Beispiel für Pappmaché-Objekte oder für das Basteln von Weihnachtsdekorationen.

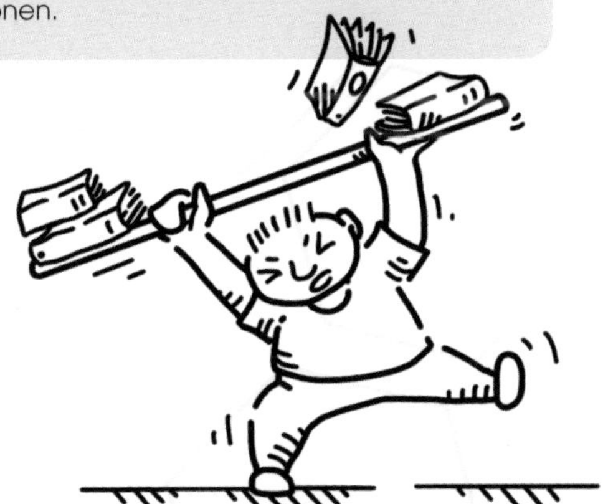

Wie schaffe ich es, bei einer Feier das größte Stück von der Torte zu bekommen?

1. Sei der Gastgeber: Wenn du die Feier selbst ausrichtest, dann hast du automatisch das Recht, das größte Stück von der Torte zu nehmen. Achte jedoch darauf, dass du fair bleibst und anderen Gästen auch genug Kuchen lässt.

2. Achte auf den Anschnitt: Wenn die Torte angeschnitten wird, dann versuche, in der Nähe zu sein. So hast du die Möglichkeit, als erster Gast das größte Stück zu nehmen.

3. Nutze Ablenkung: Versuche, die anderen Gäste abzulenken, indem du ein Gespräch mit ihnen führst oder sie zu anderen Aktivitäten einlädst. So hast du vielleicht mehr Zeit und Raum, um das größte Stück zu ergattern.

4. Wähle strategisch: Wenn alle Stücke gleich groß aussehen, dann wähle das Stück, das am Rand liegt. Randstücke sind oft größer als die Stücke in der Mitte der Torte.

Welche Gemeinsamkeiten haben Spülmaschinen und Menschen mit Plattfüßen?

1. Sowohl Spülmaschinen als auch Menschen mit Plattfüßen benötigen oft zusätzliche Unterstützung, um ihre Arbeit optimal ausführen zu können. Spülmaschinen benötigen spezielle Reinigungsmittel und Menschen mit Plattfüßen benötigen spezielle Einlagen oder Schuhe.

2. Beide können in bestimmten Situationen sehr laut sein! Spülmaschinen können beim Spülen und Trocknen sehr laut sein und Menschen mit Plattfüßen können manchmal beim Gehen oder Laufen klappernde Geräusche verursachen.

Welcher spektakuläre Tanzmove sieht auf einem Bein gut aus?

Einer der spektakulären Tanzmoves, die auch auf einem Bein gut aussehen, ist der „Flamingo". Hierbei steht man auf einem Bein und hält das andere Bein angewinkelt nach oben, während man den Körper im Takt der Musik bewegt. Dieser Tanzmove erfordert viel Gleichgewicht und Flexibilität und sieht besonders eindrucksvoll aus, wenn er fließend und ohne Unterbrechungen ausgeführt wird.

Welche Lösungen hast du für das Problem, dass ich von Menschen im Kino gestört werde, die sehr laut Popcorn essen?

1. Fange an, laut zu singen, um den Popcorn-Essern eine Lektion zu erteilen. Wenn du beispielsweise den Refrain eines Liedes fortwährend wiederholst, könnte das dazu führen, dass die Popcorn-Esser das Kino verlassen, um deinem Gesang zu entkommen.

2. Erfinde ein Popcorn-Schallmessgerät, das jedes Mal einen schrillen Ton abgibt, wenn jemand zu laut Popcorn isst. Dies kann dazu führen, dass die Popcorn-Esser sich bewusster werden und versuchen, leiser zu essen.

3. Stelle ein Schild auf, auf dem steht: "Lautes Popcorn-Essen wird mit einem Popcorn-Verbot bestraft!" Dies kann die Popcorn-Esser daran erinnern, dass ihre lauten Essgeräusche andere stören und sie sich entsprechend verhalten sollten.

4. Trage beim Betreten des Kinos eine große Sonnenbrille und Kopfhörer. Dies kann dazu führen, dass die Popcorn-Esser denken, dass du ein berühmter Filmstar bist, und sich leise verhalten, um deine Anwesenheit nicht zu stören.

5. Bringe einen Popcorn-Esser-Blocker mit, der die Geräusche der Popcorn-Esser herausfiltert und nur den Ton des Films durchlässt. Dies kann dir helfen, dich auf den Film zu konzentrieren, ohne von den störenden Geräuschen abgelenkt zu werden.

Wie kann ich vor meinen Eltern ein Tattoo auf meiner Stirn geheim halten?

1. Trage eine auffällige Mütze oder ein Stirnband, um das Tattoo zu verdecken. Erkläre deinen Eltern, dass du es einfach cool findest, Mützen oder Stirnbänder zu tragen.

2. Verwende Make-up, um das Tattoo zu kaschieren. Stelle sicher, dass es wasserfest ist und dass du es regelmäßig erneuerst, damit es nicht verschmiert. Wenn du gefragt wirst, warum du Make-up auf deiner Stirn trägst, sag einfach, dass du ein neues Schönheitsprodukt ausprobierst.

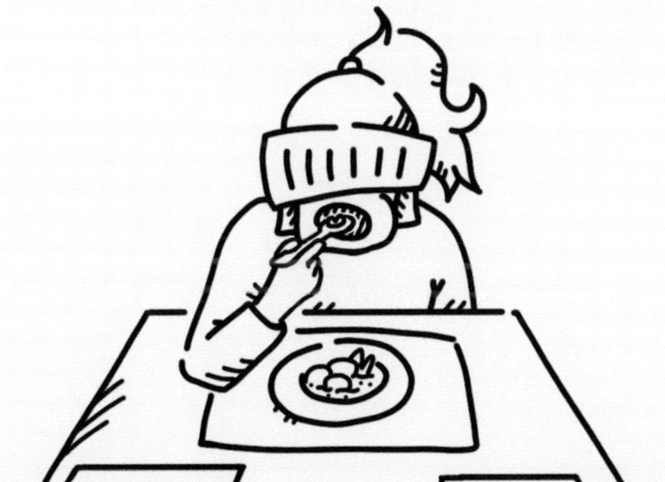

Wie hätte ein Theaterstück von Goethe heißen können, das sich mit dem Thema „Ärzte" beschäftigt?

Ein Theaterstück von Goethe mit dem Thema „Ärzte" könnte zum Beispiel den Titel „Der Arzt von Weimar" tragen, als Anlehnung an sein bekanntes Werk „Der Zauberlehrling". Eine andere Möglichkeit wäre „Die Mediziner", eine Abwandlung von Schillers „Die Räuber". Eine weitere Idee wäre „Faust und die Medizin", eine Kombination von Goethes bekanntestem Werk „Faust" und dem Thema der Medizin.

Mit welchem Zaubertrick kann ich Kinder beeindrucken?

Das verschwindende Taschentuch: Nimm ein Taschentuch und halte es vor deiner Hand. Konzentriere dich darauf, es verschwinden zu lassen. Dann öffne deine Hand und das Taschentuch ist verschwunden! Verstecke es einfach in deiner anderen Hand oder in deiner Tasche, während du ablenkst.

Was würde Satan zum Papst sagen, wenn sie sich in der Hölle begegnen würden?

1. „Willkommen in meinem Zuhause, Heiliger Vater. Können Sie mir einen Gefallen tun und Ihre Kette und Ihren Ring ausziehen? Sie sehen sehr teuer aus."

2. „Ich kann nicht glauben, dass Sie hier sind. Ich habe viele Ihrer Mitarbeiter in meiner Nachbarschaft, aber ich dachte immer, Sie wären immun gegen meine Verlockungen."

3. „Ich muss sagen, ich bewundere Ihre Outfitwahl. Aber ich muss Sie warnen, Rot ist meine Farbe, also lassen Sie mich nicht eifersüchtig werden."

Welches lustige Gedicht fällt dir ein zur Sommersonnenwende?

Sommersonnenwende, oh wie fein,
die Sonne scheint so warm und rein,
die Tage sind so lang und hell,
das Leben fühlt sich leicht an und schnell.

Die Blumen blühen in voller Pracht,
die Vögel singen Tag und Nacht,
die Grillen zirpen auf der Wiese,
das ist das Leben ohne Krise.

Die Nächte sind kurz und voller Leben,
die Menschen tanzen und geben
sich hin der Freude und dem Glück,
bis die Sonne wieder aufgeht und zurück.

Sommersonnenwende, wie schön,
lass uns das Leben genießen und sehn,
dass die Welt voller Wunder und Magie
ist, das ist unser Leben, unsere Energie.

Was macht ein Kirchenchor beim Ausflug auf St. Pauli?

1. Eine ungewöhnliche Interpretation von „Amazing Grace": Der Kirchenchor könnte auf der Reeperbahn auftreten und eine ungewöhnliche Version von „Amazing Grace" aufführen, begleitet von den Klängen der nächtlichen Straße. Das könnte sicherlich für einige Überraschung und Unterhaltung sorgen.

2. Eine spirituelle Suche nach dem „Heiligen Gral": Statt sich dem wilden Treiben des Nachtlebens hinzugeben, könnte der Chor versuchen, den „Heiligen Gral" auf St. Pauli zu finden. Das könnte eine lustige Schnitzeljagd sein und ein Weg, um den besonderen Charme des Stadtteils zu entdecken.

3. Ein gemeinsamer Abend im Kabarett: Der Kirchenchor könnte auch einen Abend im Kabarett verbringen und eine lustige Vorstellung genießen, die eine andere Seite von St. Pauli zeigt. Vielleicht könnten sie sogar eine eigene Aufführung improvisieren und das Publikum überraschen.

Was veranstaltet eine Heavy-Metal-Band im Kölner Dom?

1. Eine spektakuläre Aufführung von „Hallelujah": Die Band könnte eine epische Version von Leonard Cohens „Hallelujah" aufführen und die prächtige Akustik des Doms nutzen, um eine einzigartige Klanglandschaft zu schaffen.

2. Eine improvisierte Aufführung von „Ave Maria": Statt ihrer typischen Songs könnten sie improvisiert „Ave Maria" spielen und mit der Stimme des Sängers und der Instrumentalbegleitung einen ganz neuen Klang schaffen. Das könnte sicherlich eine Überraschung für die Besucher des Doms sein.

3. Ein gemeinsames Konzert mit dem Kirchenchor: Die Heavy-Metal-Band könnte auch mit dem Kirchenchor des Doms zusammenarbeiten und ein einzigartiges Konzert auf die Beine stellen. Eine rockige Version von „Kyrie Eleison" oder „Dies Irae" könnte sicherlich eine überraschende Wendung bieten und die Zuhörer begeistern.

Was würde der Papst zu Satan sagen, wenn sie sich im Himmel begegnen würden?

1. „Nun, nun, ich hatte nicht erwartet, Sie hier zu sehen! Hat sich der Chef beschwert?"

2. „Ich muss sagen, Sie haben eine großartige Verkleidung – Sie sehen fast aus wie ein Engel!"

3. „Ich hoffe, Sie haben sich auf einen Kampf eingestellt, denn ich bin hier, um die Gläubigen zu verteidigen!"

4. „Was zur Hölle machen Sie hier? Oh, warten Sie, ich glaube, ich weiß es – Sie haben ein Upgrade beantragt, oder?"

5. Nun, Satan, ich denke, es ist an der Zeit, dass Sie umkehren und Ihren Platz hier im Himmel finden. Was sagen Sie?"

Mit welchen 5 Maßnahmen kann ich dem Winter-Blues begegnen?

1. Trage jeden Tag eine andere farbenfrohe Mütze oder eine Mütze mit lustigen Ohren. Das bringt Abwechslung in den tristen Winteralltag und kann für gute Laune sorgen.

2. Mache eine kleine Schneeballschlacht mit Freunden oder Kollegen in der Mittagspause. Das bringt Bewegung und Abwechslung in den Tag.

3. Iss jeden Tag ein besonders leckeres und wärmendes Essen, zum Beispiel eine heiße Schokolade oder eine Suppe mit viel Gemüse und Gewürzen.

4. Mache jeden Tag eine kurze Indoor-Tanzeinlage zu deiner Lieblingsmusik. Das bringt den Kreislauf in Schwung und kann für gute Laune sorgen.

5. Verkleide dich jeden Morgen mit einem anderen Winterkostüm, zum Beispiel als Schneemann oder Eisprinzessin. Das bringt Abwechslung in den tristen Winteralltag und kann für gute Laune sorgen.

Mit welchen 5 Maßnahmen kann ich der Frühjahrsmüdigkeit entkommen?

1. Schlafe eine Nacht draußen in einem Zelt oder auf einer Isomatte im Garten. Es wird dich erfrischen und dir das Gefühl geben, mit der Natur verbunden zu sein.

2. Mache eine spontane Tanzparty in deinem Wohnzimmer. Bewege dich zu deinen Lieblingsliedern und lasse die Energie fließen.

3. Organisiere einen spontanen Frühjahrsputz-Flashmob mit deinen Freunden oder Nachbarn. Geht durch die Straßen und säubert die Gehwege, den Park oder die Grünanlagen.

4. Mache einen Spaziergang im Park und umarme einige Bäume. Es mag albern klingen, aber es kann eine positive Wirkung auf deine Stimmung haben.

5. Mache ein Frühstückspicknick im Park oder im Garten. Packe deine Lieblingslebensmittel ein und genieße die Sonne und die frische Luft.

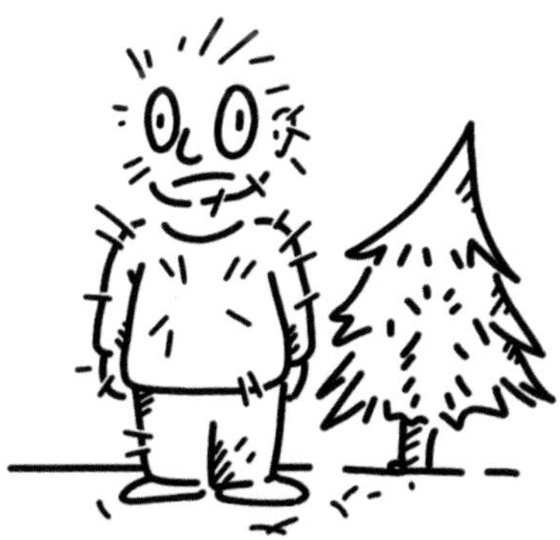

Mit welchen lustigen Maßnahmen kann ich in meinem Swimmingpool ohne Wasser schwimmen?

1. Verwende eine aufblasbare Luftmatratze: Eine aufblasbare Luftmatratze kann ein lustiger Ersatz für das Schwimmen im Pool sein. Du kannst dich auf die Matte legen und so tun, als ob du schwimmst, oder sie als Surfbrett benutzen.

2. Installiere eine virtuelle Realität: Du kannst eine VR-Brille verwenden, um ein virtuelles Schwimmerlebnis zu genießen, ohne in einen echten Pool zu springen.

3. Nutze eine Schaukel: Wenn du eine Schaukel in deinem Garten hast, kannst du dich daraufsetzen und so hin und her schaukeln, als ob du im Pool schwimmen würdest.

Was ist eine lustige Methode, um aus einem Labyrinth herauszufinden?

Eine lustige Methode, um aus einem Labyrinth herauszufinden, könnte sein, einen Kekskrümelweg zu legen, ähnlich wie in der Geschichte von Hänsel und Gretel. Lege kleine Keksbrösel auf den Boden, während du dich durch das Labyrinth bewegst, um eine Spur zu hinterlassen. Wenn du dich verirrst, kannst du einfach den Keksbröseln folgen, um zurück zum Ausgangspunkt zu gelangen. Das macht nicht nur Spaß, sondern es ist auch eine effektive Möglichkeit, um sicherzustellen, dass du nicht im Labyrinth verloren gehst. Pech hast du, wenn wilde Tiere die Krümel fressen, bevor du das Labyrinth wieder verlassen hast.

Aus welchen Gründen können Kermit und Miss Piggy nicht länger in der „Muppet Show" auftreten?

1. Kermit hat beschlossen, eine Karriere als Surfer zu starten, und Miss Piggy möchte ihm folgen, um ihn zu coachen und zu unterstützen.

2. Miss Piggy hat sich entschieden, ihre eigene Schmucklinie zu starten, und hat keine Zeit mehr für die „Muppet Show".

3. Kermit hat eine Gelegenheit erhalten, in einem Hollywood-Blockbuster zu spielen, und muss die „Muppet Show" verlassen, um sich auf die Rolle vorzubereiten.

4. Miss Piggy hat beschlossen, eine Auszeit zu nehmen und eine spirituelle Reise nach Tibet zu unternehmen, um sich auf ihre innere Ruhe zu konzentrieren.

5. Kermit und Miss Piggy haben beschlossen, eine Weltreise zu machen und in den entlegensten Orten der Erde Abenteuer zu erleben, während sie die „Muppet Show" pausieren lassen.

Mit welchen 5 lustigen Methoden kann ich einen Sender überzeugen, dass ich meine eigene TV-Sendung bekomme?

1. Mache ein lustiges Video, in dem du verschiedene skurrile Aufgaben erfüllst, die zeigen, dass du unterhaltsam und fesselnd bist.

2. Verkleide dich als verschiedene Charaktere und führe ein lustiges Sketch-Comedy-Programm durch, um deine Komödienfähigkeiten zu demonstrieren.

3. Stelle ein ungewöhnliches Talent zur Schau, das die Menschen zum Lachen und Staunen bringt. Vielleicht kannst du eine Sprache rückwärts sprechen oder hast eine ungewöhnliche Fähigkeit im Jonglieren.

4. Organisiere eine Art Wettbewerb, bei dem du und andere Teilnehmer unterhaltsame Herausforderungen bestreitet, um zu zeigen, dass du über den nötigen Witz und die nötige Entschlossenheit verfügst.

5. Präsentiere deine Ideen auf humorvolle und überzeugende Weise und zeige, dass du einzigartige Konzepte und Ansätze hast, die das Publikum ansprechen werden.

Welches Instrument kann ich am leichtesten lernen, ohne Noten lesen zu können?

1. Ukulele: Die Ukulele hat nur vier Saiten und ist aufgrund ihrer Größe und des einfachen Griffbretts leicht zu erlernen. Es gibt viele kostenlose Online-Tutorials und -Ressourcen für Anfänger.

2. Mundharmonika: Die Mundharmonika hat nur wenige Tasten und ist ebenfalls einfach zu erlernen. Es gibt viele einfache Lieder, die man spielen kann, ohne Noten lesen zu müssen.

3. Cajón: Das Cajón ist ein Schlaginstrument und besteht aus einer Kiste, auf die man schlägt. Es gibt viele einfache Rhythmen, die man spielen kann, ohne Noten lesen zu müssen.

4. Bongos: Bongos sind eine Art von Trommel, die in der Regel aus zwei kleinen Trommeln besteht, welche man mit den Händen spielt. Sie sind einfach zu erlernen und man kann schnell einfache Rhythmen spielen.

5. Keyboard: Ein Keyboard hat in der Regel eine automatische Begleitungsfunktion, mit der man einfach zu Liedern spielen kann. Man muss nicht unbedingt Noten lesen können, um damit anzufangen.

Was hätte Karl der Große wohl Lustiges gesagt, wenn er nicht in Aachen, sondern in Kleinmaischeid zum Kaiser gekrönt worden wäre?

Möglicherweise hätte er etwas gesagt wie: „Kleinmaischeid mag klein sein, aber ich werde trotzdem ein großer Kaiser sein!", oder: „Wenn ich hier Kaiser werden kann, kann ich es überall schaffen!"

Wie erklärt Dr. Who seinem Assistenten, dass er nicht mehr operieren kann?

„Nun, mein Lieber, ich fürchte, ich kann keine Operationen mehr durchführen. Ich habe versehentlich meinen Sonic Screwdriver in eine offene Wunde gesteckt, und jetzt vibriert er nicht mehr richtig. Ich glaube, es ist an der Zeit, dass ich mich auf meine TARDIS konzentriere und mich auf intergalaktische Abenteuer begebe."

BUCHEMPFEHLUNGEN FÜR DICH

Noch mehr Kreativ-Bücher zum gleichen Thema gesucht?

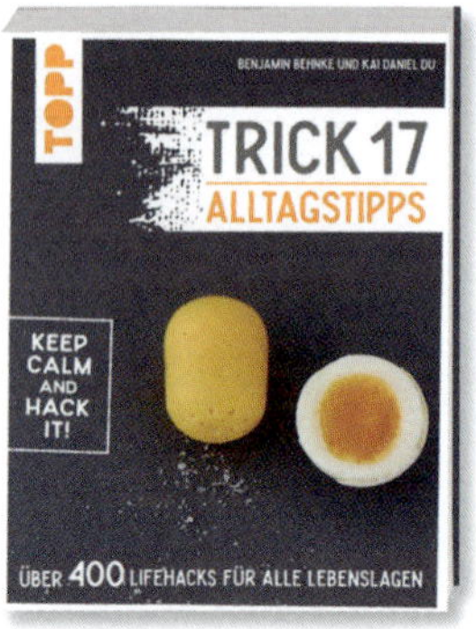

ISBN 978-3-7724-7009-7

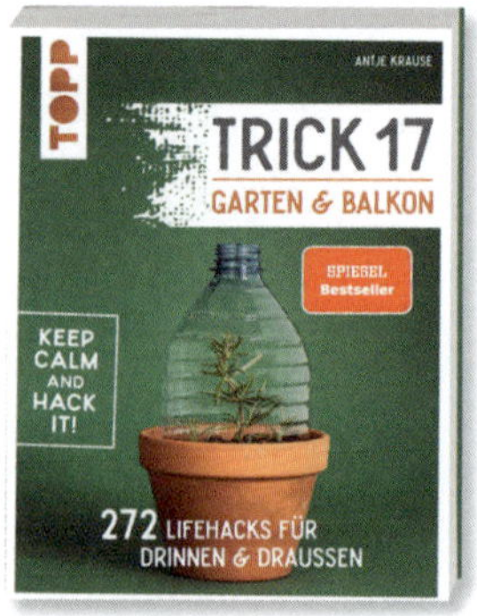

ISBN 978-3-7724-7181-0

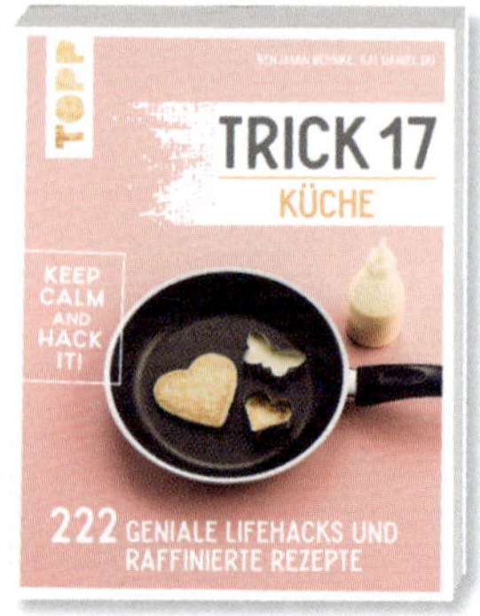

ISBN 978-3-7724-4633-7

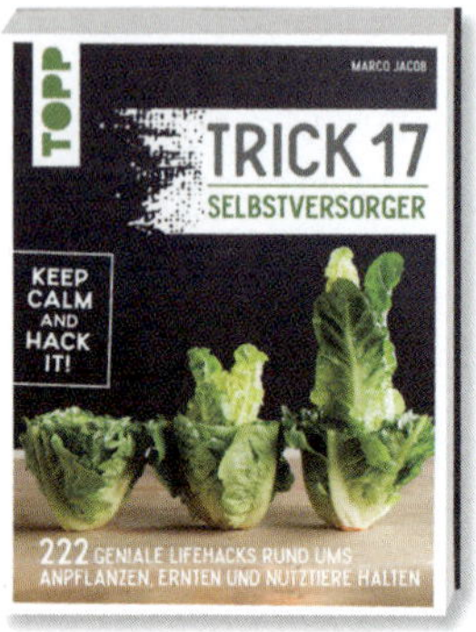

ISBN 978-3-7724-4522-4

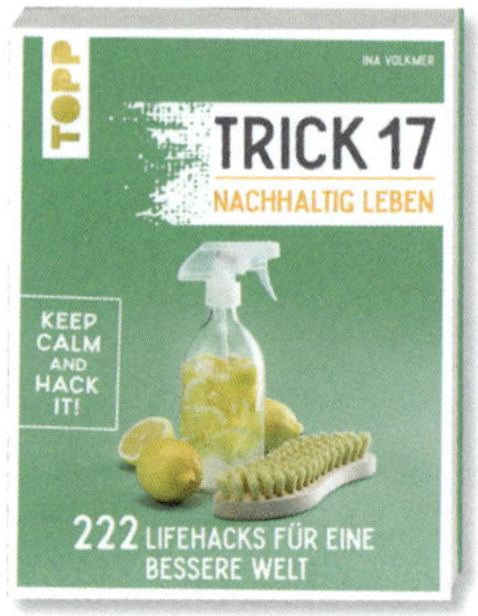

ISBN 978-3-7724-4976-5

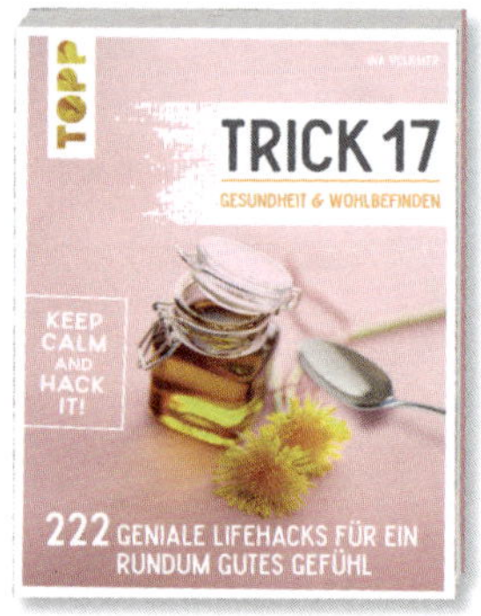

ISBN 978-3-7724-4495-1

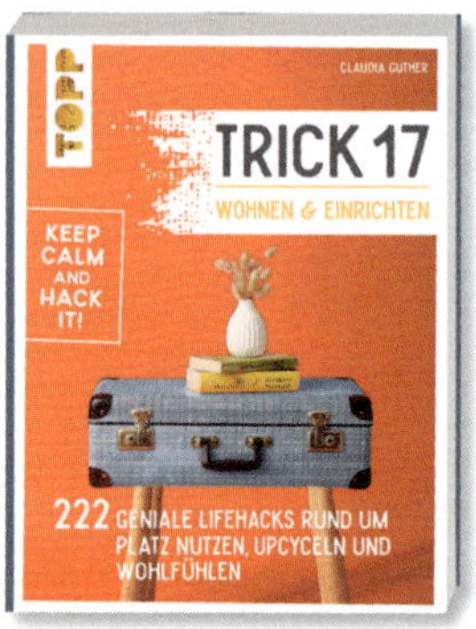

ISBN 978-3-7358-5091-1

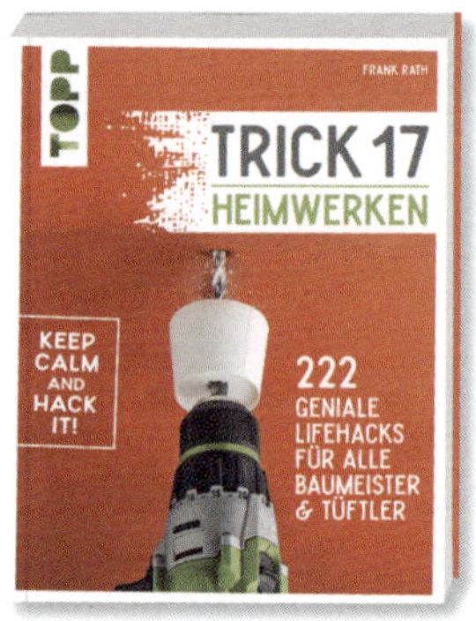

ISBN 978-3-7724-4547-7

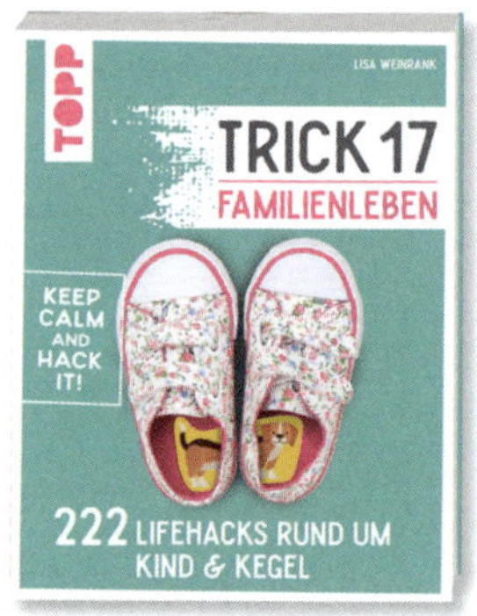

ISBN 978-3-7724-7186-5

Viele weitere Kreativ-Bücher findest du auf www.TOPP-kreativ.de

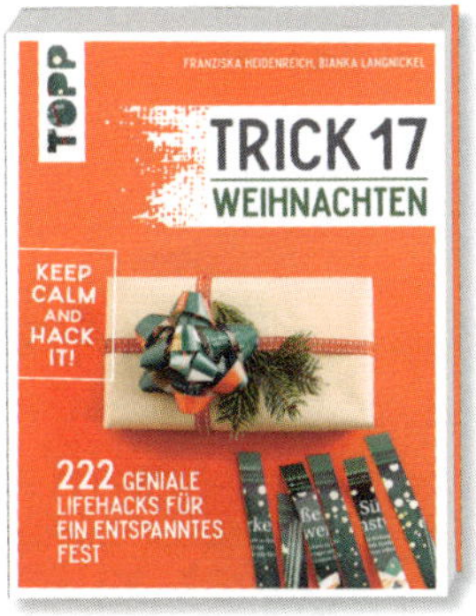

ISBN 978-3-7724-4578-1

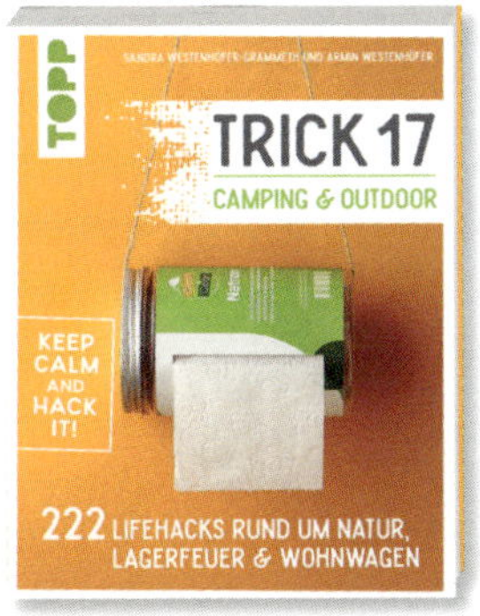

ISBN 978-3-7724-7196-4

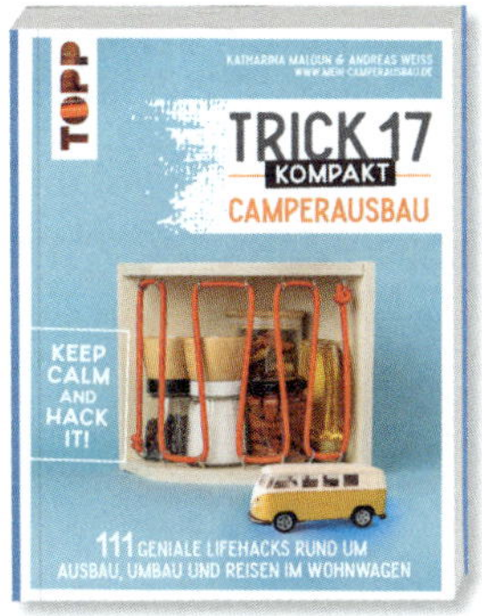

ISBN 978-3-7358-5029-4

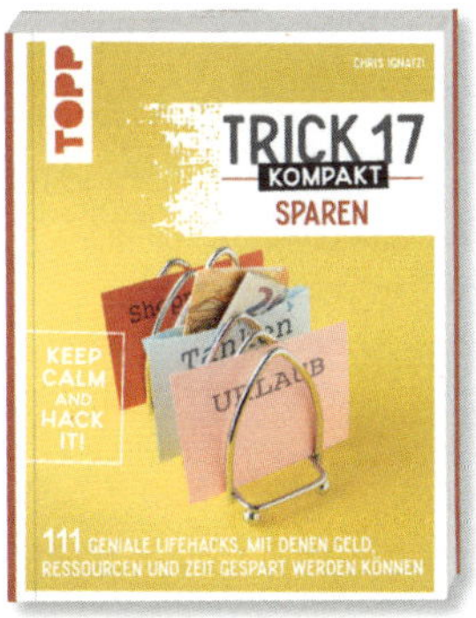

ISBN 978-3-7358-5085-0

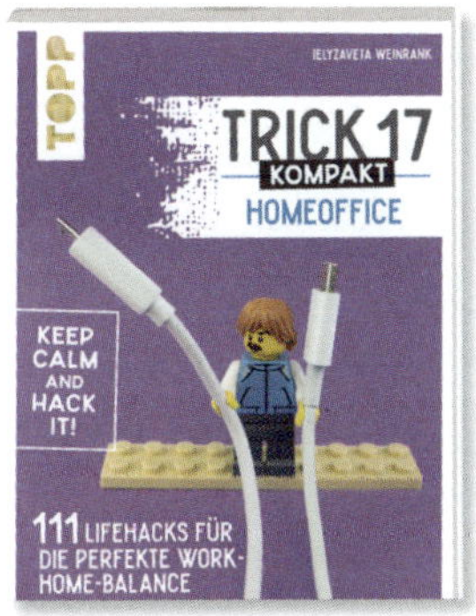

ISBN 978-3-7724-4631-3

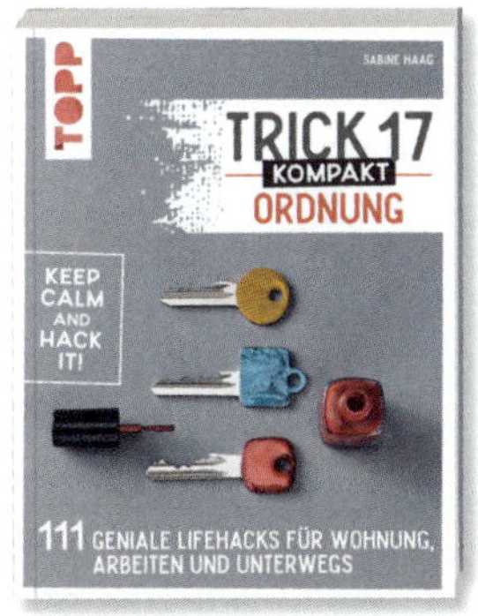

ISBN 978-3-7724-4581-1

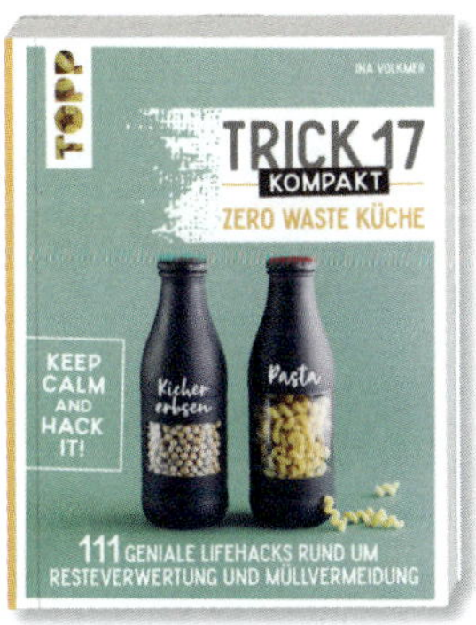

ISBN 978-3-7358-5030-0

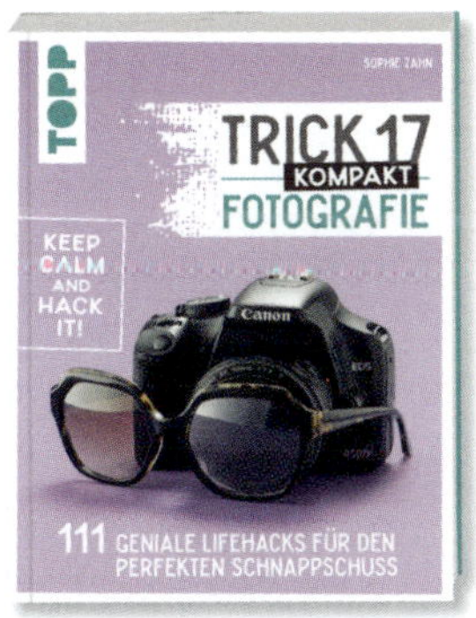

ISBN 978-3-7724-4601-6

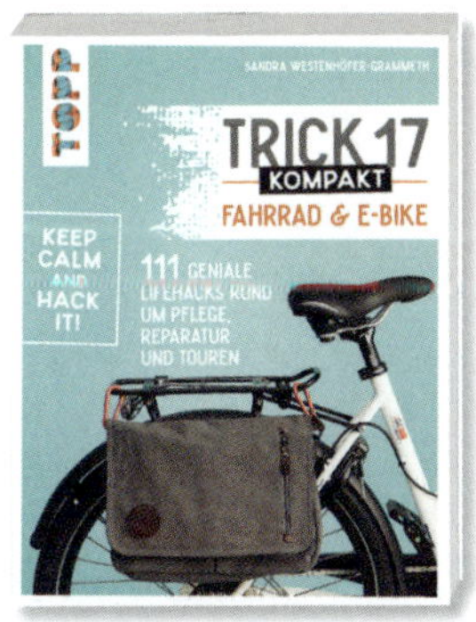

ISBN 978-3-7724-4634-4

Wer wir sind, wie wir arbeiten, was wir lieben ...

Auf Instagram, Facebook und Pinterest findest du mehr über uns und unsere Arbeit und wirst immer schnell und einfach mit den neuesten Infos versorgt.

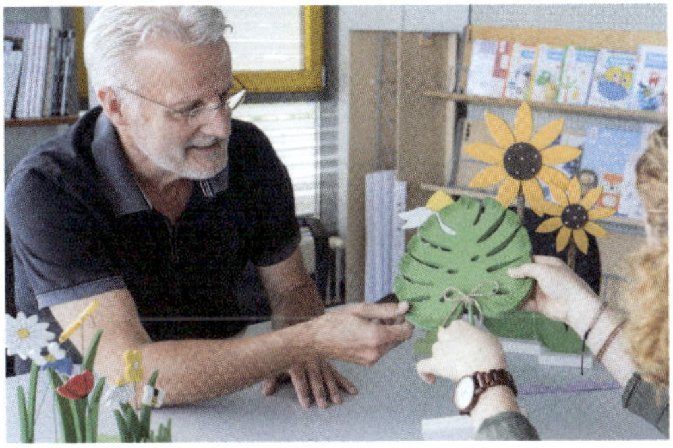

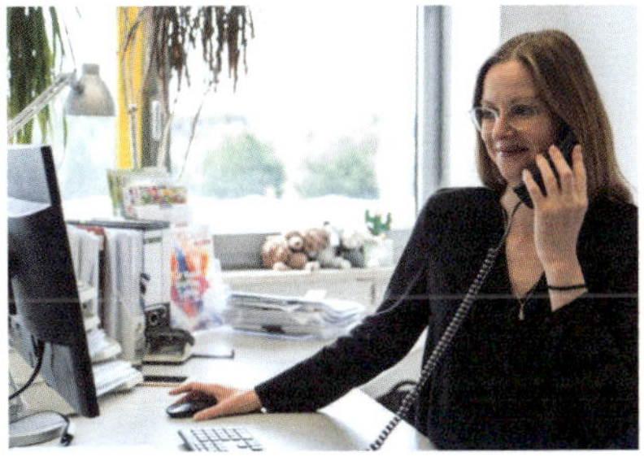

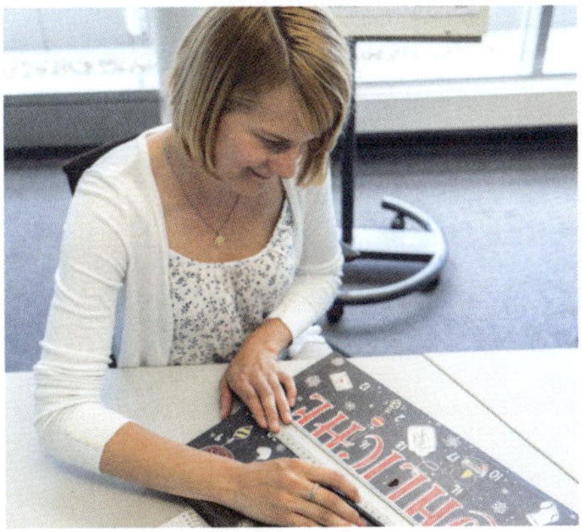

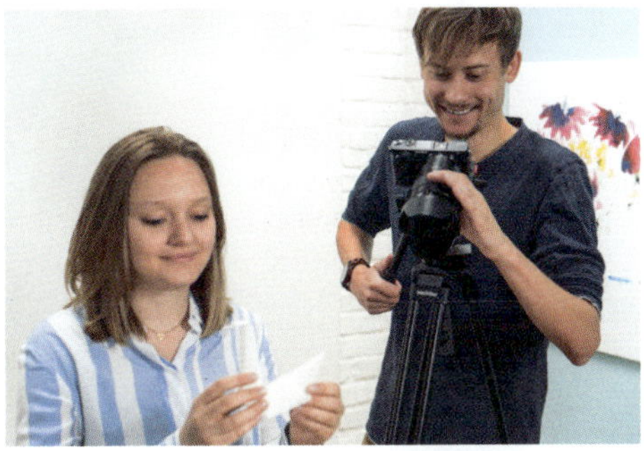

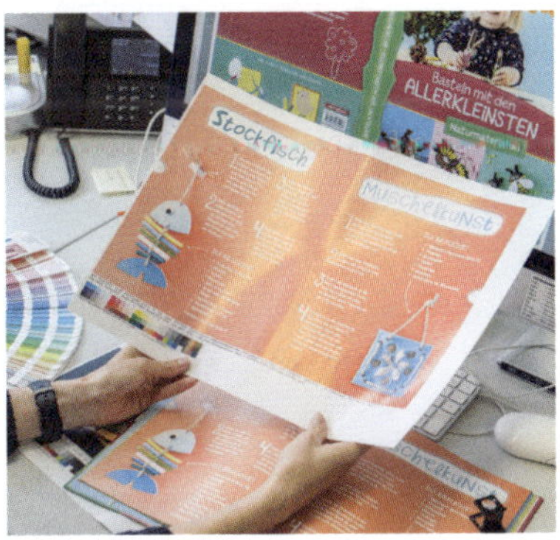

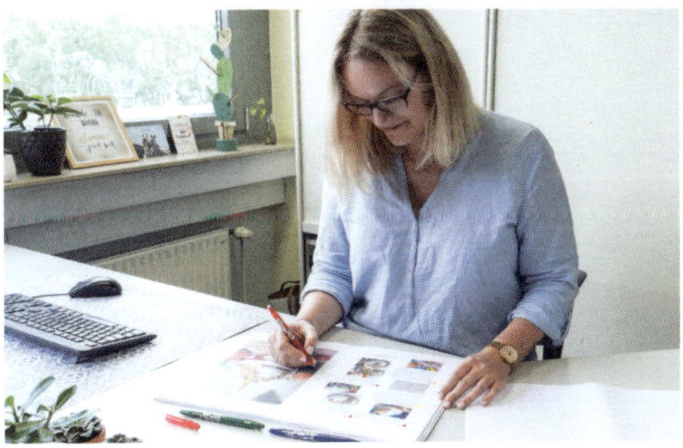

Alle News, alle Infos und alle Links findest du auf www.TOPP-kreativ.de

IMPRESSUM

ILLUSTRATIONEN: freepik (Hintergründe), Madlen Herrmann (Covermotiv + alle übrigen)

TEXTE: diverse (alle Fragen), ChatGPT (alle Antworten)

PRODUKTMANAGEMENT: Stephanie Iber

REDAKTION: Claudia Lötschert

LAYOUTENTWURF UND SATZ: Ramona Gaar -Werbeagentur Rypka GmbH, Dobl-Zwaring, www.rypka.at

HERSTELLUNG: Konstanze Laue

DRUCK UND BINDUNG: GPS Group GmbH, Österreich

FSC MIX Papier | Fördert gute Waldnutzung FSC® C118234 www.fsc.org

Penguin Random House Verlagsgruppe FSC® N001967

1. Auflage 2023

ISBN 978-3-7358-5202-1 Best.-Nr. 25202